JN290360

ライブラリ脳の世紀：心のメカニズムを探る⑨
久保田 競・酒田 英夫・松村 道一 編集

思考と脳

考える脳のしくみ

渡邊 正孝 著

サイエンス社

「ライブラリ 脳の世紀：心のメカニズムを探る」の発刊を祝う

　新しい世紀，21世紀を迎えつつある今，「ライブラリ 脳の世紀：心のメカニズムを探る」を発刊できることを心から喜ぶものである．

　500万年前，動物を捕って食べるようになった私たちの祖先は，脳の存在を知っていたに違いない．なぜなら，化石などに動物の脳を食用にした形跡が残っているからである．しかし，そのことが，歴史に残るようになったのは，石器時代になってからで，脳という漢字が作られてから，古代エジプトでパピルスに脳を意味する象形文字が見られるようになってから，である（西暦前17世紀）．脳という字の右側は頭蓋骨の上に頭髪が3本ある様子を示している．古代中国の脳という字では頭蓋骨の上部に突起（前頭稜，高等霊長類にみられる）がある．

　ギリシャ，ローマ時代には動物の脳の解剖が行われた記録がある．人の脳の解剖はルネッサンス期になってからで，近代的な解剖学としての脳の記載は，ヴェザリウスに始まる．引続き脳の形態の研究が行われ，色々な場所に名前がつけられ，神経解剖学が誕生した．同じころ，生理学が医学，生物学の一分野となった．

　19世紀中ごろに神経細胞の顕微鏡による記載が行われるようになった．19世紀末になるとニューロンという言葉がつくられ，脳の働きの科学的研究も行われるようになり，大脳生理学が生まれて生理学の一分野となった．しかし，「心」に関しては哲学，心理学の問題とされ，脳研究から切り離されることが多かった．

　20世紀になると脳の働きを神経などの電気活動で調べる，神経生理学が誕生した．20世紀の半ばになって，分子生物学が生まれたことがきっかけとなり，神経解剖学，神経生理学その他の研究方法と合わせて脳を研究し，「心」をニューロン，分子のレベルで理解しようという試みが始まり，それらを総合した神経科学が誕生した．今日では動物にも心があることを誰もが認め，高次の精神機能を単一ニューロンレベルで分析しヒトの脳の機能的画像と照らし合わせて知・情・意の働きを実験的に研究することができるようになった．

　本ライブラリは，このような人類による脳研究の急速な進歩を解りやすく解説して21世紀への展望を開くことを目的に編集された．

　脳についての知識を自分の生き方に役立てて頂ければ幸いである．

久保田　競
酒田　英夫
松村　道一

まえがき

　実験心理学の歴史をたどってみると，始めはその研究対象が感覚，知覚に集中していたものの，次第にそれが記憶，学習，動機づけにも広がっていったことがわかります．感覚，知覚の実験は他と比べる限りでは条件設定が容易です．記憶，学習の実験は時間の要因が大きく作用し，やや複雑になりますが，それでもコントロールは比較的容易です．しかし関与する要因がたくさんある「思考」の実験心理学的研究は，他の分野のものに比べて困難を伴ってきました．とくに答が1つではなく，いくつでもありうるような「拡散的思考」や，答そのものがあるかどうか明らかでない「創造的思考」については実験研究が現在でも大変困難です．それでもピアジェの「思考の発達」に関する研究や，トゥベルスキーやカーネマンによる人の推論におけるヒューリスティックの用い方の研究などにより，思考のメカニズムに関する心理学的知見は増し，かつ認知心理学の発展の中で思考の研究法も洗練されてきました．

　思考の「脳メカニズム」の研究はどうだったでしょうか．感覚，知覚，あるいは運動に関係した脳活動を調べる研究は実験のコントロールが比較的容易であるため，動物実験でも，非侵襲的研究でも早くから行われ，また記憶，学習の脳メカニズムの研究もそれについで行われてきました．しかし実験コントロールの困難さゆえに，思考の脳研究は他の分野ほどには進みませんでした．

　本文にも何度か言及しましたが，思考の脳研究は少し前まではもっぱら脳損傷患者の思考をいろいろ調べることに限定されていました．しかし課題を訓練したサルで前頭連合野からニューロン活動を記録する方法の確立などにより，判断，概念，ルール，関係性などの基礎となるニューロンメカニズムについて，いろいろなデータが得られるようになり，また非侵襲的脳機能測定法の普及で，思考活動に伴うヒトの脳活動をとらえることができるようになりました．こうした研究法の進歩により，思考は脳研究における一つの重

要な分野になってきました。

　しかし，知覚や記憶の脳メカニズムに関する研究に比べると思考の脳メカニズムの研究は著しく少なく，まだまだこの分野は研究の揺籃期にあります。ちなみに日本では「思考と脳」に関するまとまった単行本はほとんどなく，世界的にも思考の脳メカニズムに関する書籍は認知や学習・記憶，あるいは動機づけの脳メカニズムに関する書籍と比べると信じられないくらい少ないことがわかります。別の言い方をすれば，この分野は高次脳機能研究において今後もっとも発展する可能性の大きい分野と言えます。本書の刊行が，日本におけるこの分野の研究を発展させる一助となればと願っています。

　そうした意義のある「思考と脳」を執筆する機会を与えて下さったライブラリ編者の久保田　競先生，酒田英夫先生，松村道一先生に，まずお礼を申し上げたいと思います。

　本書執筆については，いろいろな方々にお世話になりました。図版利用に関しては，情報通信研究機構・脳情報グループの鈴木良次先生と宮内　哲先生にfMRI，NIRS，MEG装置の写真を提供して頂きました。また静岡県西部浜松医療センター・先端医療技術センターにはPET装置の写真を提供して頂きました。宮内　哲先生には雑誌「生理心理学と精神生理学」の総説中のいくつかの図についても掲載させて頂きました。さらに宮内　哲先生と富山医科薬科大学の松井三枝先生には原稿を通読して頂き，貴重なコメントを頂きました。諸先生に感謝の意を表したいと思います。最後に，サイエンス社の清水匡太氏にはいろいろな無理を聞いて頂き，また，常に執筆を励まし続けて頂きました。扇谷文子さんには面倒な編集の作業を迅速かつ丁寧にして頂きました。心からの感謝の意を表したいと思います。

2005年8月

渡邊　正孝

目　次

まえがき ………………………………………………………………………… i

第I部　思考研究の歴史と方法　　　　　　　　　　　　　　1

1　「思考と脳」研究序曲——フィネアス・ゲージそしてロボトミー　2

フィネアス・ゲージの事故——「思考と脳」研究の端緒 ……… 2
爆発事故とゲージの前頭連合野損傷 …………………………… 3
ゲージの障害 …………………………………………………… 6
ゲージの死後 …………………………………………………… 7
ゲージの脳損傷部位 …………………………………………… 9
ロボトミー手術 ………………………………………………… 11
ロボトミー手術のきっかけとなった動物実験——チンパンジー
　のベッチー …………………………………………………… 11
ロボトミー手術開発者モニスのノーベル賞受賞 ……………… 12
前頭葉ロボトミー患者 ………………………………………… 12
前頭葉機能の謎 ………………………………………………… 15
前頭連合野損傷症状の多様性 ………………………………… 16

2　思考を支える脳：前頭連合野——その構造と機能　17

前頭連合野の成り立ち ………………………………………… 17
ヒトの前頭連合野損傷による症状——外側部の損傷を中心とし
　て ……………………………………………………………… 22
「拡散的思考」の障害 …………………………………………… 24
前頭連合野の記憶機能 ………………………………………… 25
プログラミングと条件性弁別学習の障害 ……………………… 26
反応抑制と反応の切り替えの障害 …………………………… 29

非定型的状況で前頭連合野は重要である ……………………… 29
前頭連合野の動物実験——遅延反応 ……………………………… 31
サル前頭連合野の機能分化 ………………………………………… 33

3 思考の心理学的研究　　35
思考研究の始まり …………………………………………………… 35
ヴュルツブルグ学派の思考研究 …………………………………… 36
ゲシュタルト心理学における思考研究 …………………………… 37
動物の思考過程 ……………………………………………………… 38
認知心理学と思考研究 ……………………………………………… 41

4 思考の脳メカニズムの研究——霊長類におけるニューロン活動記録法と人における非侵襲的脳機能測定法を中心として　　43
霊長類における単一ニューロン活動の記録による思考研究 … 43
刺激の行動的意味をとらえる前頭連合野ニューロン …………… 46
反応抑制と前頭連合野ニューロン ………………………………… 49
エラーをとらえる前頭連合野ニューロン ………………………… 50
思考の脳メカニズムの研究を劇的に変えた非侵襲的脳機能測定法 ……………………………………………………………………… 51
PET（陽電子断層装置；ポジトロン・エミッション・トモグラフィ（Positron Emission Tomography）） ……………………… 51
fMRI（機能的核磁気共鳴画像；functional Magnetic Resonance Imaging） ………………………………………………………… 52
MEG（脳磁波；Magnetoencephagraphy） ……………………… 56
近赤外光血流計測（NIRS；Near Infrared Spectroscopy） …… 58
頭部磁気刺激（Transcranial Magnetic Stimulation；TMS） …… 59
非侵襲的脳機能測定法の比較 ……………………………………… 60
ブロック法と事象関連法 …………………………………………… 61
非侵襲的脳機能測定法の問題点 …………………………………… 62

非侵襲的脳機能測定法で見ているものは何か？ ……………… 63
　　標準脳の問題 ……………………………………………………… 64
　　実験計画とデータ解析における問題 …………………………… 66

第Ⅱ部　思考を支える脳メカニズム　　69

5　思考とワーキングメモリー　　70
　　ワーキングメモリーとは ………………………………………… 70
　　ワーキングメモリーはメモリーか？ …………………………… 72
　　ワーキングメモリーに関係したヒトにおける損傷研究 ……… 72
　　ワーキングメモリーに関係した動物の破壊実験 ……………… 76
　　ワーキングメモリーに関係したサルの前頭連合野ニューロン活動
　　　……………………………………………………………………… 77
　　ワーキングメモリーに関係したサル前頭連合野内の機能分化… 79
　　サル頭頂連合野，下側頭連合野におけるワーキングメモリー関
　　　連活動 …………………………………………………………… 83
　　ワーキングメモリーに関するヒトの非侵襲的研究 …………… 84
　　ワーキングメモリーに関係したヒト前頭連合野の機能分化 … 86
　　ワーキングメモリー課題で前頭連合野は常に活性化するわけで
　　　はない …………………………………………………………… 88
　　ワーキングメモリーを支える前頭連合野の神経伝達物質 …… 90

6　プラニング，推論，概念，判断に関係した脳活動　　94
　　前頭連合野損傷患者におけるプラニングの障害 ……………… 94
　　プラニングの障害の特質 ………………………………………… 95
　　前頭連合野損傷患者における推論の障害 ……………………… 97
　　判断，意思決定と「後」連合野のニューロン活動 …………… 99
　　判断，意思決定と前頭連合野のニューロン活動 ……………… 102
　　概念とサルの「後」連合野ニューロン活動 …………………… 103
　　概念と前頭連合野ニューロン活動 ……………………………… 104

抽象的ルールに関係した前頭連合野ニューロン活動 ……… 105
推論，プラニングに関係した非侵襲的研究 ………………… 106
推論における言語的表象と空間的表象 ……………………… 107
合理的推論と情動的推論 ……………………………………… 108
ウィスコンシン・カード分類課題の非侵襲的研究 ………… 109
ハイブリッドfMRI法によるウィスコンシン・カード分類課題の研究 ……………………………………………………………… 111
推論と前頭極の活性化 ………………………………………… 111

7 思考の発達と脳　114
発達脳における「刈り込み」 ………………………………… 114
発達脳の非侵襲的研究 ………………………………………… 116
ピアジェの発達段階と前頭連合野の発達 …………………… 117
A not B課題と前頭連合野の発達 …………………………… 118
フェニールケトン尿症と前頭連合野機能障害 ……………… 120
幼児期の前頭連合野損傷 ……………………………………… 120
老化と前頭連合野の機能低下 ………………………………… 122
老齢者における思考の非侵襲的研究 ………………………… 125

第III部　思考と脳をめぐるトピックス　127

8 ソマティック・マーカー仮説と前頭連合野腹内側部　128
正解のない状況での意思決定 ………………………………… 128
意思決定の障害と前頭連合野腹内側部 ……………………… 129
ソマティック・マーカー仮説 ………………………………… 131
ソマティック・マーカー仮説の拡張 ………………………… 132
ギャンブル課題 ………………………………………………… 133
ウェイソンの4枚カード課題と前頭連合野 ………………… 135

9 心の理論と脳　　137

チンパンジーに心の理論はあるか？ ……………………… 137
「心の理論」と自閉症 …………………………………… 138
誤った信念課題 …………………………………………… 138
発達と心の理論の獲得 …………………………………… 139
心の理論を支える脳 ……………………………………… 140
「心の理論」の非侵襲的研究 …………………………… 142
情動知能 …………………………………………………… 143

10 右脳と左脳，男の脳と女の脳　　145

右脳ブーム ………………………………………………… 145
右脳ブームの仕掛け人 …………………………………… 146
離断脳手術 ………………………………………………… 147
脳の左右差 ………………………………………………… 148
意識する左脳と無意識の右脳 …………………………… 150
健常人において左右脳はどのような関わりのもとに働いている
　のか？ …………………………………………………… 153
男の思考と女の思考 ……………………………………… 155
男の脳と女の脳 …………………………………………… 156
男女の脳の違いと男女の思考の違い …………………… 158

11 思考が変容する要因と創造的思考　　160

夢と思考 …………………………………………………… 160
薬物，変性意識による思考変容 ………………………… 162
情動・動機づけと思考 …………………………………… 164
創造的思考と脳 …………………………………………… 167

12 エピローグ　　170

フィネアス・ゲージ物語その後 ………………………… 170

ロボトミー手術その後……………………………………… 172
　　　高次脳機能研究における非侵襲的データの問題点——安静時脳
　　　　活動………………………………………………………… 174
　　　高次脳機能研究における非侵襲的データの問題点——交感神経
　　　　系活動と前部帯状皮質の活性化………………………… 176
　　　社会問題と前頭連合野……………………………………… 177

引 用 文 献 ……………………………………………………… 181
あ と が き ……………………………………………………… 195
人 名 索 引 ……………………………………………………… 198
事 項 索 引 ……………………………………………………… 200
執 筆 者 紹 介 …………………………………………………… 204

I

思考研究の
歴史と方法

1 「思考と脳」研究序曲
──フィネアス・ゲージそしてロボトミー

> 「思考」の脳メカニズムに取り組む本書では，最初に思考に関する脳研究の端緒になったとも言える，今から約150年前に起きた脳損傷事故について取り上げる。次に今から約50年前に盛んに行われた手術法で，思考にもっとも関わりが深いとされる脳部位を切り取るという「前頭葉ロボトミー」について述べる。最後に思考にもっとも関わりが深い脳部位─前頭連合野機能の謎に関するイントロダクションを行う。

▶ フィネアス・ゲージの事故──「思考と脳」研究の端緒

1848年の夏，アメリカ北東部ヴァーモント州のキャベンディッシュという町でその事故は起きた。それは，鉄道工事中に誤って火薬が爆発し，火薬充填に使う太い鉄の棒が人の頭蓋骨を貫通する，というものだった。生命に関わるような大事故であったにも関わらず，この事故の被害者フィネアス・ゲージ（Feneas Gage）は一命をとりとめた。この人物の障害を受けた脳部位が本書のテーマ「思考と脳」にもっとも重要な「前頭連合野」である。

脳研究に貢献した偉大な科学者としては，条件反射研究のパブロフ（Pavlov, I.），離断脳研究のスペリー（Sperry, R.），など多数の名前が挙げられる。一方では不幸にして脳に障害を受けてしまった後にその行動が詳しく調べられた患者も，ある意味で脳科学に大きな貢献をしたということができよう。てんかん治療の目的で海馬を中心とした側頭葉内側部の切除手術を受けた結果，その後は何も憶えられなくなってしまうという重篤な記憶障害に

陥ったH. M. のイニシャルで知られる患者（Scoville & Milner, 1957），視覚1次野に障害を受けた結果，その脳部位が担当する視野に提示された刺激が意識的には見えなくなってしまったものの，特殊なテストの中では残存視覚のあることを示してくれたD. B. のイニシャルで知られる患者（Weiskranz, 1986），あるいはてんかんの治療の目的で左右の大脳半球をつなぐ脳梁の切除手術を受けた後に，左右の脳の機能の差について貴重な情報を提供してくれたJ. W. のイニシャルで知られる患者（Gazzaniga, 1985）などである。フィネアス・ゲージもそうした脳科学に貢献した患者の一人である。

彼の事故は1848年という，マスコミもまだ十分発達していなかったときに起きたものである。しかし事故の特異性から当時の新聞にもすぐに記事が掲載され，かつ彼の主治医が詳細なレポートを残した（Harlow, 1848；1868）ことから，結果的に彼のケースは脳研究，とくに思考や情動などの高次脳機能研究の端緒にもなったのである。

なお，前頭連合野機能に関しては，第1次，第2次の世界大戦で脳損傷を負った数多くの患者，次に述べる数多くのロボトミー患者，そして8章で述べるEVRのイニシャルで知られる患者（Damasio, 1994）など，数多くの患者の不幸が結果的にその研究を進めることになったことは否めない。

それでは，フィネアス・ゲージの事故とその事故が彼にもたらしたものについてもう少し詳しく見てみることにしよう。

▶ 爆発事故とゲージの前頭連合野損傷

日本では1854年，下田沖にペリーの黒船が現れており，ゲージの事故が起きた1848年といえば江戸時代の末期，幕末の混乱が起こる少し前のころである。フィネアス・ゲージは，当時アメリカ北東部で産業の発展に伴って必要になった鉄道の敷設の仕事に携わっていた。彼は当時25歳で，ラットランド・アンド・バーリントン鉄道という会社に属し，鉄道敷設工事の現場監督であった。25歳の若さで現場監督をまかされたことからわかるように，ゲージは有能で責任感も強く，誰からも尊敬されていた。

鉄道工事は硬い岩石を火薬で爆破して進められていた。そこでは，まず岩に穴をあけ，その穴の半分くらいまで火薬を充填する。次に導火線を挿入し，そのあとに砂をかける。最後に鉄棒で砂を注意深く叩き，砂を穴に詰め込むのである。そして導火線に火をつければ岩が吹っ飛ぶという算段である。

　ところが9月13日の夕方，火薬と導火線を穴に埋め，部下が火薬を砂で覆おうとしたとき，ゲージは背後から声をかけられた。ほんの一瞬注意をそがれたため，火薬に砂がかぶせられる前にゲージは鉄棒で火薬を叩いてしまったのである。その瞬間，火薬が爆発して鉄の棒はゲージの顔を直撃し，下顎のところから頭蓋骨上方を貫通し，30mも離れたところに吹っ飛んだのである。その鉄の棒とは長さ約1.1m，直径約3cm，重さ6kgのものであった（図1-1）。

　このような大事故であったのにも関わらず，ゲージは即死することはなかった。それどころか，事故直後に人と話すらできたのである。現場から町のホテルに牛車で運ばれたゲージは，自分の足で牛車から降りるほどであった。彼の応答は正常で，感覚や言葉に異常は見られなかった。しかし最初に彼を診察した医師が，鉄棒の貫通した頭蓋骨の穴に右手と左手を上と下からそれぞれ入れると，穴の中で両手が触れたとも報告されている。この事故はすぐにアメリカ北東部の多くの新聞に取り上げられた。たとえばボストンのデイリー・ジャーナル紙では「Horrible Accident」（恐ろしい事故）というようなタイトルで事故が紹介された。

　今日のような抗生物質もなかった当時の医学レベルからすると，これだけの大怪我をした場合は感染症にかかって死亡してもおかしくはなかった。しかし，ゲージの主治医となった外科医ジョン・ハーローは，ヒマシ油などの大量の薬物を使い傷口の洗浄をした。ゲージは高熱に侵され，また一時的には感染もしたが，若さと強靭な体力が幸いし2カ月後には歩けるまでになった。2カ月後も感覚，運動，言葉に障害は見られなかった。

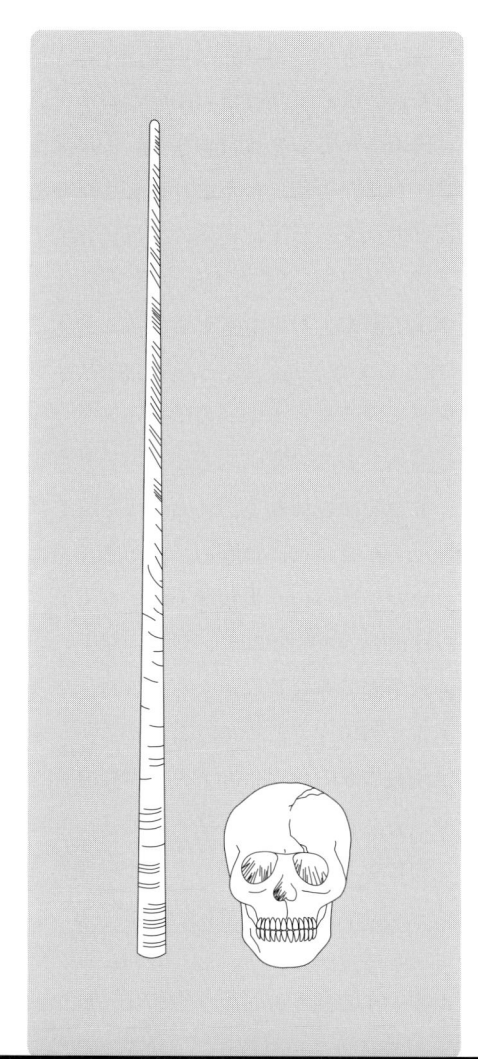

図1-1 フィネアス・ゲージの頭蓋骨と，そこを貫通した鉄の棒の相対的大きさ

▶ ゲージの障害

しかしゲージは事故前のゲージに戻れたわけではなかった。彼は人が変わってしまったのである。ハーローは次のように述べている。「彼の身体的な健康状態は良好であり，彼は治ったと言いたいところである。しかし知性と衝動とのバランスは破壊されてしまったようだ。彼は発作的で，無礼で，以前にはそんなことはなかったのに，ときおりひどくばちあたりな行為に走る。仲間たちにはほとんど敬意を払わず，自分の欲求に相反する束縛や忠告にがまんがならない。ときおりどうしようもないほど頑固になったかと思うと，移り気に戻るし，優柔不断で，将来の行動をあれこれ考えはするが，計画を立ててはすぐにやめてしまう。——ゲージの知的能力は子ども並みなのに，大人の男の動物的衝動も併せもっているのである」と（Harlow, 1868）。

かつてのゲージは「バランスの取れた心をもち，仕事をきわめて精力的かつ粘り強くこなす，敏腕で頭の切れる男として尊敬されていた」のに，事故以降はあまりに変わってしまったことから，彼を知る人たちからは「ゲージはもはやゲージではない（He is no longer Gage）」と言われるようになってしまったのである（Harlow, 1868）。

もはや鉄道工事の仕事ができなくなったゲージは，いろいろな仕事を試みてはみたものの，気まぐれですぐに止めたり，あるいは素行の悪さですぐに解雇されたりして，長続きする仕事につくことはできなかった。時にはサーカスの見世物となり，自分をそのように変えてしまった頭の傷と鉄の棒を見せ，サーカスの呼び物になったこともあった。その後どうした経過か，ゲージは南米チリに移り住み，乗合馬車の御者をしていたと伝えられているが，その詳細に関しては不明である。ゲージがふたたび北米に戻ったのは1860年のことである。健康がすぐれなかったゲージは，妹の嫁いだ男がサンフランシスコで実業家をしていたことからそこに身を寄せた。しかしてんかん発作を起こすようになっていたゲージはそれから間もなく（1861年）天に召されることになったのである。享年38歳であった。彼の遺体は彼が最後まで手放すことがなかったあの鉄棒とともにサンフランシスコ郊外の墓地に埋

葬された（MacMillan, 2000）。

▶ ゲージの死後

　19世紀の中ごろといえばブローカやウェルニッケが現在言うところの運動失語や感覚失語の報告をし，知覚，運動や言語は「脳」が支えていることについての理解が深まっていった時期と言える。ゲージの例は知覚，運動や言語とは別のもので，しかもわれわれの知的生活にとってきわめて重要な働きが侵された例として当時としても大変注目を浴びることになった。ゲージの主治医であったハーローは，ゲージのことをずっと気にしてはいたものの，彼の死について知ったのは実に彼の死後5年を経てからであった。ハーローは漠然とではあれ，機会があればゲージの死後脳の剖検をしてみたいと思っていたのであろう。しかし彼の死を知ったのが5年後ではそれもかなわなかった。ただハーローはあきらめきれず，ゲージの家族に手紙を送り，事故の記録としてゲージの頭蓋骨を取っておきたいので墓を掘り起こしたい，と依頼したのである。幸い，この突飛で少々不気味な願いは聞き入れられた。ゲージの墓は掘り起こされ，彼の頭蓋骨と例の鉄の棒はハーローのもとに送り届けられたのである。その後，彼の頭蓋骨と鉄棒はボストンのハーヴァード大学医学部のウォーレン・メディカル博物館に並んで展示され，現在に至っている。

　1998年には，この事故の150周年を記念した行事が事故の起こった地，キャベンディッシュで行われた。多くの前頭連合野研究者がこの行事に集まったことをみても，この事故が後の研究に与えた影響の大きさを見てとることができる。なお，日本からは前頭連合野に関する，サルを用いた生理学的研究のパイオニアである久保田　競氏（日本福祉大学教授。本ライブラリ編者）がこの催しに出席している。図1-2，図1-3はその折に出席者に供覧されたゲージの頭蓋骨そのもの，そして，ゲージの脳を貫通した鉄の棒そのものである。なおキャベンディッシュには図1-4に示すようにゲージの事故の記念碑も建てられている。

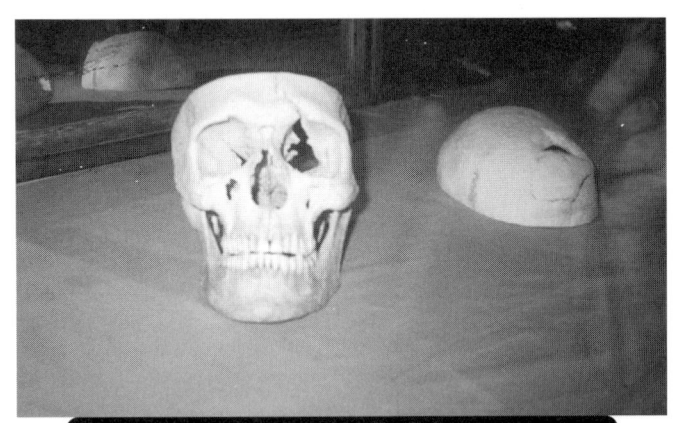

図1-2 フィネアス・ゲージの頭蓋骨（久保田 競氏提供）

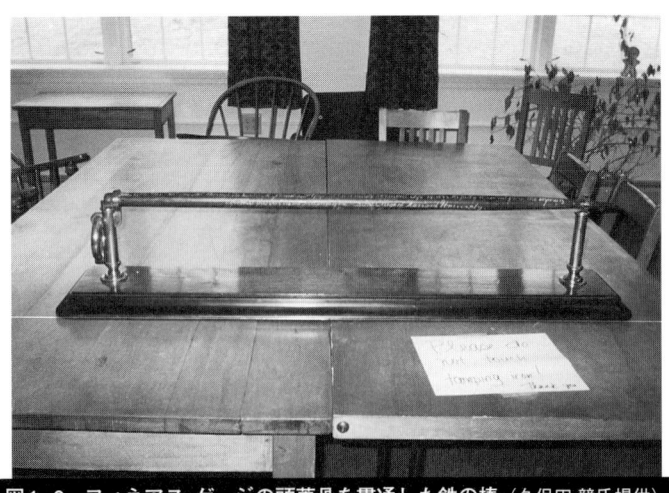

図1-3 フィネアス・ゲージの頭蓋骨を貫通した鉄の棒（久保田 競氏提供）

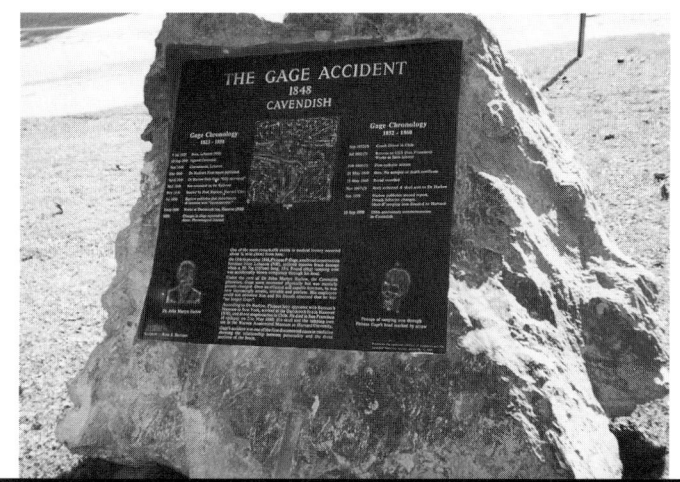

図1-4 アメリカヴァーモント州キャベンディッシュにあるフィネアス・ゲージの事故の記念碑（久保田 競氏提供）

▶ ゲージの脳損傷部位

　鉄の棒が貫通したのは，頭蓋骨の穴の位置からも前頭連合野のとくに左側であることはすでにわかっていた。その後の多くの研究から，前頭連合野が高次精神活動の中枢であることは明らかにされているが，ゲージの障害を受けた脳部位が本当はどこであるのかを知ろうとしても，ゲージの脳が確保できなかった以上それはできない相談であった。しかし，ゲージの墓を掘り返して頭蓋骨を手にしようとした150年前のハーローを思わせる熱意でその問題に取り組んだ研究者がいる。ハナとアントニオのダマジオ夫妻（Hanna & Antonio Damasio）を中心としたアイオワ大学のグループである。彼らはゲージの頭蓋骨をさまざまの角度から写真に撮り，3次元座標上に再構成した。次に例の鉄棒についても正確な3次元構成を行った。そしてその「再構成した鉄棒」を「再構成した，形と大きさがゲージのものに近い頭蓋骨」にゲージに突き刺さったような位置と角度で突き刺し，失われた脳部位がどこであるのかをコンピュータでシミュレーションしてみたのである。その結果ゲージの脳で失われたのは，前頭連合野のより前方で，より下側（腹側）および

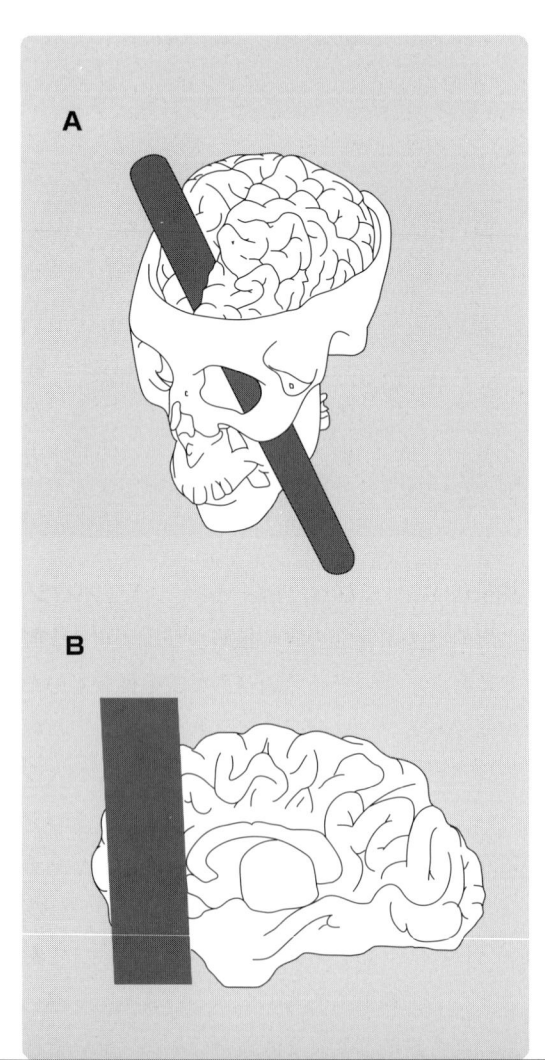

図1-5 ダマジオらによるシミュレーション（Damasio et al., 1994 から改変）
3次元座標上に再構成したゲージの頭蓋骨に対し、同じく3次元構成を行った鉄棒を、位置と角度が実際と近くなるように突き刺し、失われる脳部位がどこであるのかをコンピュータでシミュレーションしたもの。

内側であることがはっきりしたのである（Damasio et al., 1994）（図1-5）。なお前頭連合野内の部位による機能の違いについては後に詳しく述べることにする。

▶ ロボトミー手術

人の大脳の前方約3分の1の部分を取り去る，あるいは他の脳部位と切り離してしまう，という「乱暴」とも言える手術が一時期世界中で流行したことがある。それも今からほんの50年ほど前のことである。その手術とは，有名な前頭葉ロボトミー手術である（後に述べるようにこの場合の「前頭葉」は「前頭連合野」と同じ部位を指し示している）。この手術が行われるようになったきっかけや，実際の手術そのものと，ロボトミー患者の示す症状について紹介してみよう。

▶ ロボトミー手術のきっかけとなった動物実験──チンパンジーのベッチー

アメリカの心理学者ジェイコブセン（Jacobsen, C. F.）は前頭連合野破壊が行動に及ぼす影響をチンパンジーで調べる実験を行っていた。一時彼はベッチーと名づけたメスのチンパンジーに手を焼いていた。このベッチーは学習をさせているとき，課題で誤りを犯すとすぐに立腹し，大変興奮して扱いにくいチンパンジーであった。ところが実験的にこのチンパンジーの前頭連合野を切り取ってしまう，という手術を施したところ，ベッチーは大変大人しく，かつ扱いやすくなったのである。ジェイコブセンはそのことを1935年の8月にロンドンで開かれた第2回国際神経学会議で口頭発表した。その発表を聞いた中にたまたまポルトガル人の医師エガス・モニス（Egas Moniz）がいた。彼はジェイコブセンの発表の後に「チンパンジーで見られたことが人では見られないのだろうか？」とジェイコブセンに質問したと伝えられている。ジェイコブセンはその質問には答えられなかったようであるが，モニスはポルトガルに帰るとすぐその年のうちに（11月12日）人の前頭連合野を取り去ってしまう，という手術を敢行したのである。1935年といえば，

日本ではもちろん昭和に入っており，世界的にも大脳の3分の1を取り去るというようなドラスティックな手術をする発想は普通のものではなかった。ましてや（伝えられるところが正しいとすれば）たった1匹のチンパンジーにおける破壊実験の報告だけを根拠にしたいきなりの臨床応用である。もっともモニスはスペインの著名な解剖学者カハール（Cajar, R.）の学説の信奉者で，その説にもとづいて「前頭連合野における異常な神経活動が病的思考の悪循環，固着の原因である」と考えていたふしがあり，チンパンジーの実験結果はきっかけに過ぎないとも考えられる（丹羽, 1983）。いずれにせよ，結果的にこの手術法は世界中で広く受け入れられ，またたく間に世界で約5万人，日本でも500人以上の人がこの手術を受けることになったのである。

▶ ロボトミー手術開発者モニスのノーベル賞受賞

モニスはこの手術法を開発した功績に対し1949年にノーベル医学賞を授与され，このことがその後数年，さらにロボトミー手術の例数を増すように働いたのである。

ロボトミー手術の普及そのものにもっとも貢献したのはアメリカのフリーマンとワッツである（Freeman, W., & Watts, J. W., 1942）。**図1-6**は彼らの開発した方法を示すが，この方法が標準的なロボトミー手術法とされ，1960年ごろまでの日本の医学書にはごく普通にこうした図が掲載されていた。なお，フリーマンはこの方法よりもさらに簡便な方法として「アイスピック法」を考案し，自身はこの方法をもっぱら用いた。この方法とは，簡単な局所麻酔をしただけで目の少し上からアイスピックを木槌で頭蓋の中に打ち込み，その打ち込んだアイスピックを脳内で回転させて前頭連合野を他の脳部位から切り離す，というまさに簡便な方法であった（**図1-7**）。

▶ 前頭葉ロボトミー患者

現在精神的な病は完治しないまでも，症状を抑えたり緩和したりできる有効な薬物が多数あり，精神病は不治の病とは考えられていない。しかし，

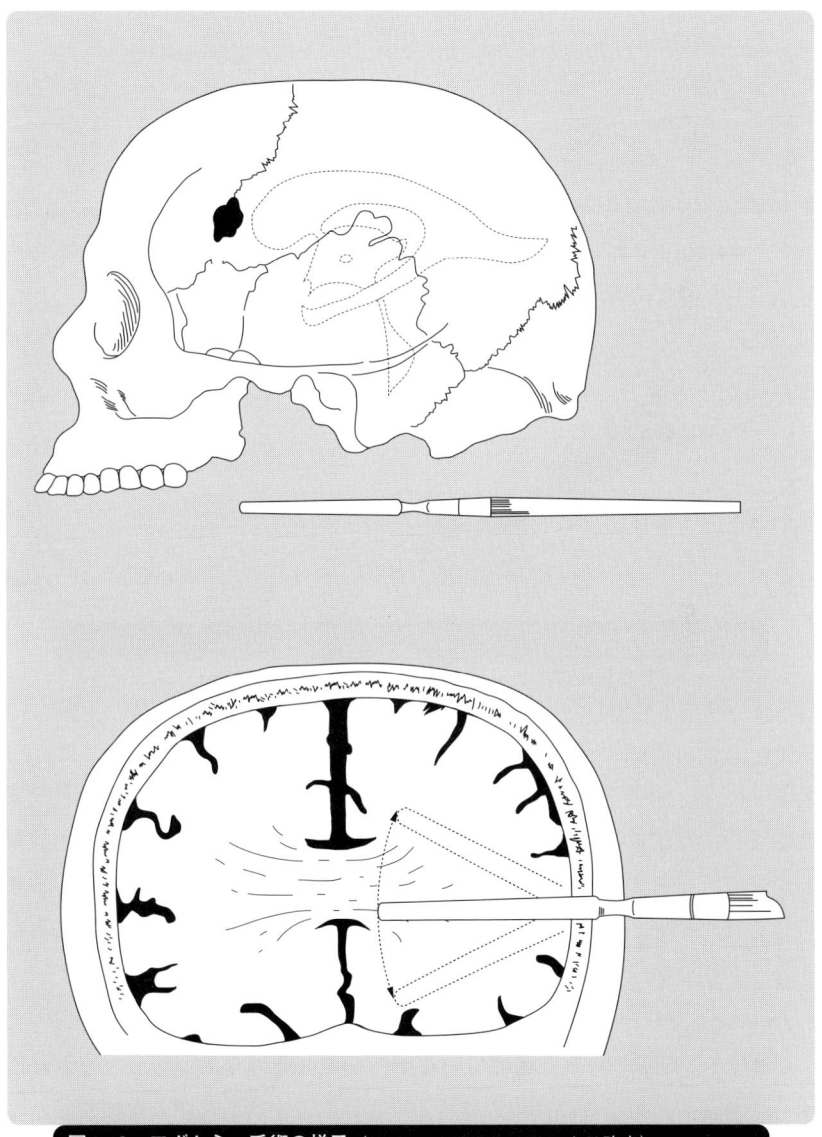

図1-6 ロボトミー手術の様子（Freeman & Watts, 1942より改変）
頭蓋骨にあけた小さな穴（上図）からロイコトームと呼ばれる先の鋭いヘラを挿入し、それを下図の点線のように動かして白質を上下方向に切断し、前頭葉を他の脳部位から切り離す。

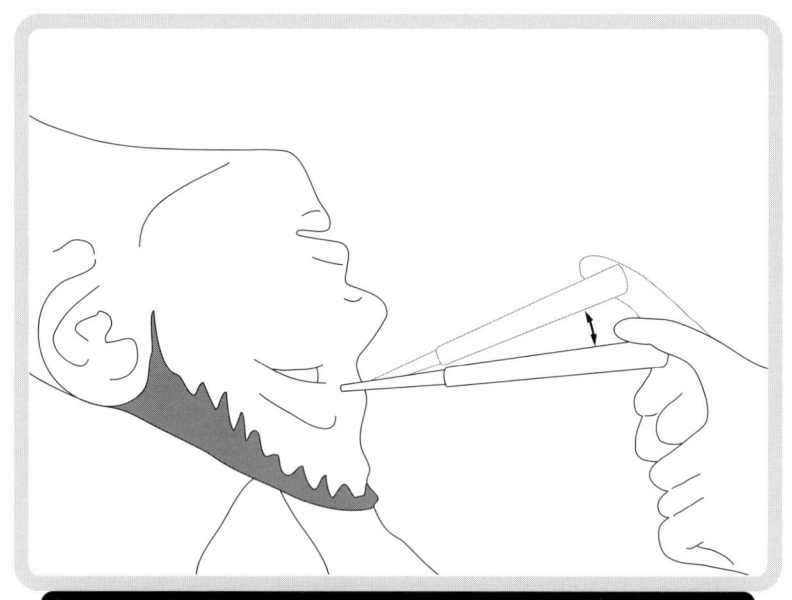

図1-7 アイスピック法
フリーマンは前頭葉ロボトミーの手術法として，より簡便なアイスピック法を開発し，自身はもっぱらこの方法を用いた。

1935年当時，精神病，とくに頑固な不安や興奮を伴う現在で言う統合失調症患者の治療法はほとんどないに等しい状態であった。そこに現れた前頭葉ロボトミー手術は，こうした症状を劇的に解消する療法として歓呼をもって迎えられたのである。しかも通常，患者には術後も感覚，運動，言語に異常がなく，かつ知能指数の低下も認められなかったのである。

しかし，フリーマン自身ですら前頭葉ロボトミー手術をして効果があったのは3分の1程度であると認めているくらいで，その効果があったとされる場合ですら，効果より副作用のほうが大きいことが次第に明らかになったのである（Pressman, 1998）。この手術を受けた患者の多くは，感情が浅薄化し，節操がなくなり，時と場所をわきまえない言動をし，周囲で起こっていることや自分自身の運命に関して無関心になり，何事にもやる気がなくなり，

半ば廃人になってしまった人もいたのである。

1950年代後半からは，クロールプロマジンを始めとする向精神薬が広く用いられるようになり，頑固な不安や興奮も比較的容易に抑えられるようになると，効果より副作用のほうが大きいロボトミー手術はまったく行われなくなった。しかし約10年間で結果的に前頭連合野のない患者が大量に作り出され，前頭連合野が性格や意欲に大きく関わっていることが示されたのである。

▶ 前頭葉機能の謎

「前頭葉機能の謎」，これは初期の前頭連合野研究の中心的役割を果たしたトイバーがある書物のまとめの最終章につけたタイトル (Teuber, H-L., 1964) である。その書物とは，1964年に出版された『前頭顆粒皮質と行動 (*Frontal granular cortex and behavior*)』である。前頭連合野は別名「前頭顆粒皮質」とも呼ばれるが，これは，顕微鏡で見ると前頭連合野の第Ⅳ層（大脳皮質は何重かの層をなしているが，前頭連合野はおおむね6層からなっている。上から第4層目をⅣ層と呼ぶ）に顆粒状の細胞が顕著に見られるためである。この本は1962年に開催された前頭連合野に関する会議にもとづいており，そこには当時の前頭連合野研究の到達点とその後の展望について述べられている。今から40年以上も前のものではあるが，現在でもまったく色あせた感じがしないほど，前頭連合野研究の重要なポイントはすでにこのときに指摘されている。この本はその後の前頭連合野研究を導いてきたいわばバイブル的存在である。そしてこの本のまとめにあたる最終章のタイトルが「前頭葉機能の謎」である。ではトイバーは何が「謎」であると言っているのであろうか？

19世紀に行われた動物実験においては，ネコ，イヌ，サルなどの前頭連合野を電気刺激しても，どんな運動も見られないことや，この脳部位を破壊しても視覚，聴覚，触覚のどのモダリティの感覚障害も生じず，また運動障害も見られないことが報告されていた。そうしたことから前頭連合野は何らの役割も果たしていない「沈黙野」であるとすら考えられたこともあったほ

どで，確かに前頭連合野は大脳の中でもっとも謎の多い部位とされていた。しかしトイバーが「前頭葉機能の謎」と言ったときには，もう少し別の謎について問題にしていた。

▶ 前頭連合野損傷症状の多様性

　当時の前頭連合野研究の中心は（現在も依然としてそうであるが）この脳部位に損傷を持つ患者を詳しく調べ，その障害の特質を明らかにしようとするものであった。ところが，この損傷で生じる症状は非常に重篤なものから，ほとんど気がつかないようなものまで，きわめて多様である。つまり前頭連合野のどの部位がとくに損傷を受けているのか，損傷部位の広がりはどのくらいか，損傷部位は右半球にあるのか左半球にあるのか，さらに前頭連合野以外にも損傷があるのか，といった要因に加え，損傷が事故によって生じたものか，脳腫瘍や脳血管障害によるものなのかという要因，さらには患者の年齢，損傷前の性格，教育程度，社会的地位さえも症状に関係するのである。それゆえある患者で見られる症状が他の患者では見られない，という場合も少なくない。また前頭連合野損傷症状は，他の脳部位の損傷症状ほどには神経学的テストや神経心理学的テストで見出すのが容易ではなく，研究者によって症状が必ずしも同じ言葉で語られていない傾向も見られる。

　トイバーの言う「前頭葉機能の謎」はこの前頭葉損傷症状のあまりの多様性について指摘したものであった。彼の指摘から40年。それではその謎は解けたのであろうか？　答えは否である。謎は謎であり続けてきたと言える。これから本書で展開するように，40年前には思いもよらなかったような脳の研究法がその後数多く生み出され，前頭連合野は多角的な方法で調べられてきている。しかしトイバーの言う謎は解明されていないどころか，新たな謎が次から次へと生まれているのである。その謎はとりも直さず，「思考」のような高次精神活動の脳メカニズムを研究するのが，容易ではないことを示しているとも言えよう。

2 思考を支える脳：前頭連合野
―― その構造と機能

　この章では，まず思考を支えるのにもっとも重要な役割を果たす脳部位である前頭連合野の成り立ちについて述べる。次いでこの脳部位の損傷によって生じる多彩な症状について紹介する。さらに霊長類においてこの前頭連合野を破壊するとどのような障害が見られるのかについて詳しく見てみることにする。

▶ 前頭連合野の成り立ち

　思考を支える上でもっとも重要な役割を果たすのが前頭連合野である。はじめにこの脳部位の成り立ちを簡単に見てみよう。ヒトの大脳は図2-1に示すように大きく前頭葉，頭頂葉，側頭葉，後頭葉の4つに分けられる。前頭連合野は，大脳の前方を占める「前頭葉」の中での，運動野，運動前野，補足運動野を除いた部分（それらよりもさらに前方の部分）を指して言う。なお，前頭連合野は前頭葉の一部をなしているわけであるが，一般には前頭連合野のことを指して前頭葉と言う場合もあり，その場合には前頭連合野と前頭葉は同義に使用される。

　先に述べたように，この脳部位は，その第Ⅳ層に顆粒細胞が密に存在するという特徴から前頭顆粒皮質とも呼ばれる。哺乳類においては，系統発生的に進化した動物ほど，大脳全体の中でこの脳部位の占める割合が大きくなっており，ネコで3.5％，イヌで7％，サルで11.5％，チンパンジーで17％を

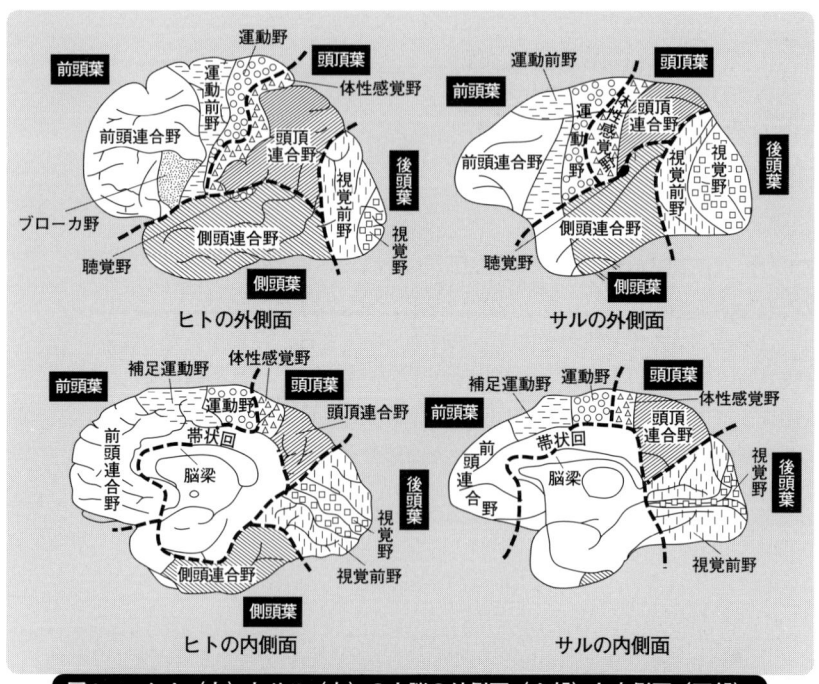

図2-1 ヒト（左）とサル（右）の大脳の外側面（上部）と内側面（下部）
（渡辺，1986より）

占めるのに対し，ヒトでは29％を占めるに至っている（**図2-2**）。また個体発生的にも，前頭連合野は成熟がもっとも遅い脳部位の一つに挙げられており，成熟が完成するには20年近くを要する。逆に前頭連合野は老化に伴ってもっとも早く機能低下の起こる部位としても知られている。つまり前頭連合野がその機能を十全に発揮できる期間は人生の中でかなり限られているのである。

　前頭連合野の線維連絡についての知見は主にサルの研究で得られている。この脳部位には，視覚前野，側頭連合野，頭頂連合野などの後連合野からの入力があり，ほとんどあらゆる感覚刺激に関して高次な処理を受けた情報が集まっている。また，背内側核を中心とした視床，帯状回や海馬，扁桃核などの辺縁系，それに視床下部，尾状核，中脳網様体などからも線維連絡を受

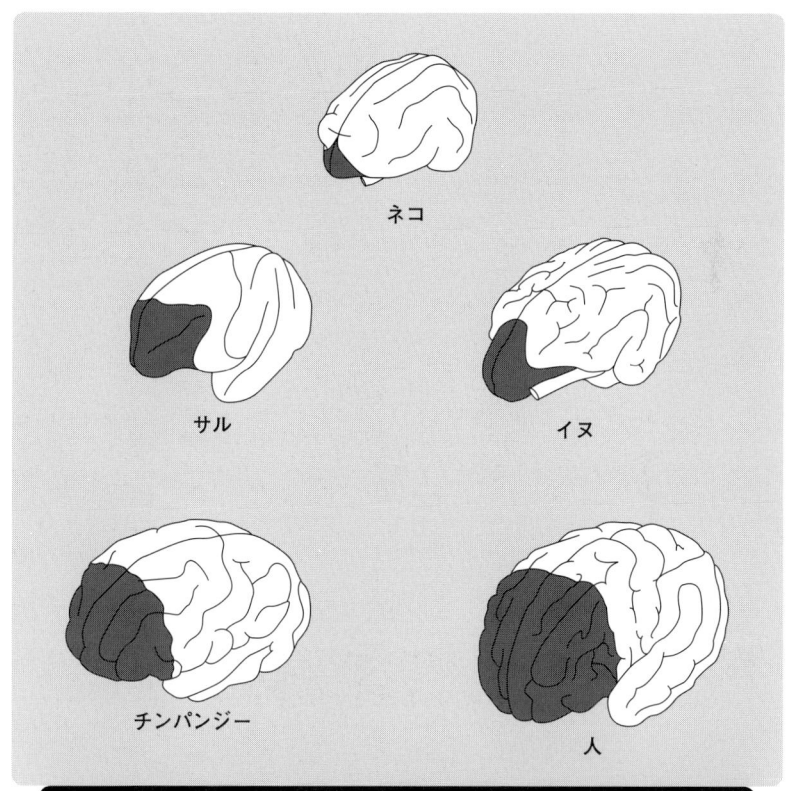

図2-2 前頭連合野の系統発生（Fuster, 1997より改変）
ヒトでは大脳が他の哺乳動物に比べて大きくなっているだけでなく，その大きな大脳の中で前頭連合野の占める割合が格段に大きくなっている。

けており，動機づけや覚醒状態に関する情報の入力もある。前頭連合野とこれらの部位の結びつきは一方向性のものではなく，前頭連合野からこれらの部位に行く遠心性線維連絡もある。さらに，前頭連合野は運動前野，補足運動野とも相互に線維連絡をもつとともに，前頭連合野から被殻，淡蒼球，黒質などの大脳基底核への線維連絡も見出されている（**図2-3**）。

前頭連合野は大きく3つの部分に分けられる。側面から見ることのできる「外側部」，底面に位置する「眼窩野」あるいは「眼窩部」，内側に位置する

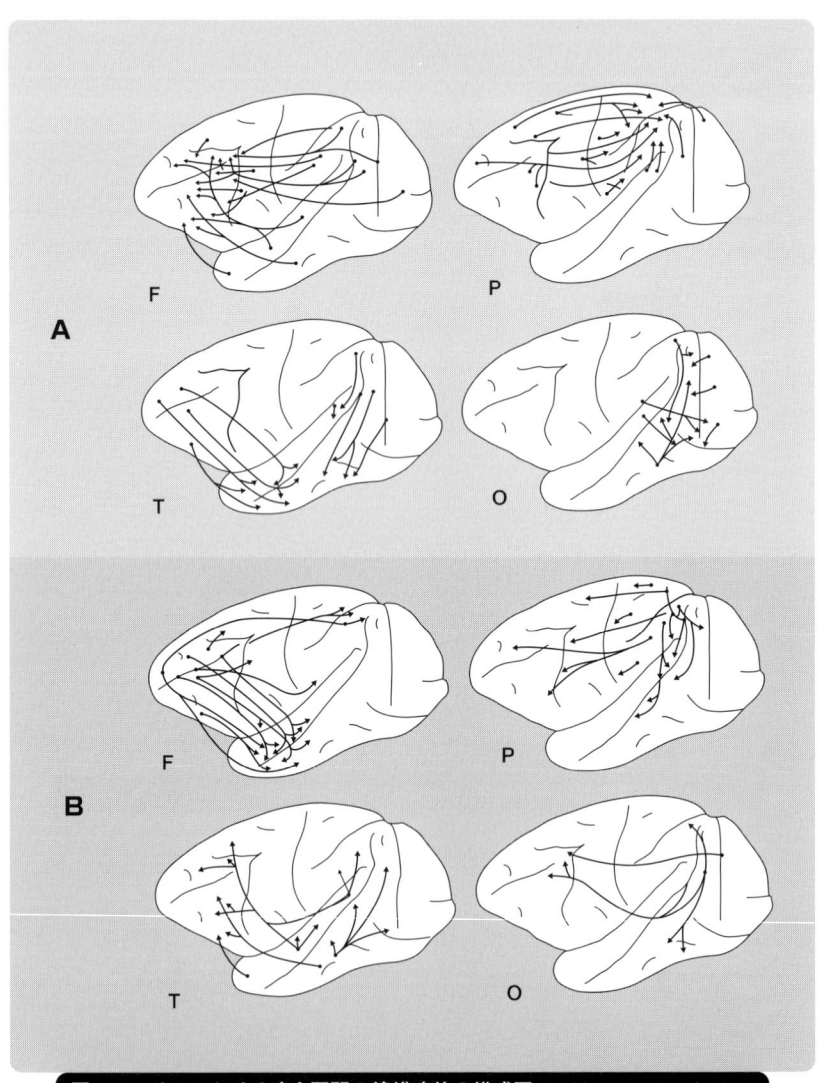

図2-3 サルにおける連合野間の線維連絡の模式図（川村，1977より改変）
A：求心性線維連絡，B：遠心性線維連絡，F：前頭連合野，P：頭頂連合野，T：側頭連合野，O：後頭連合野。

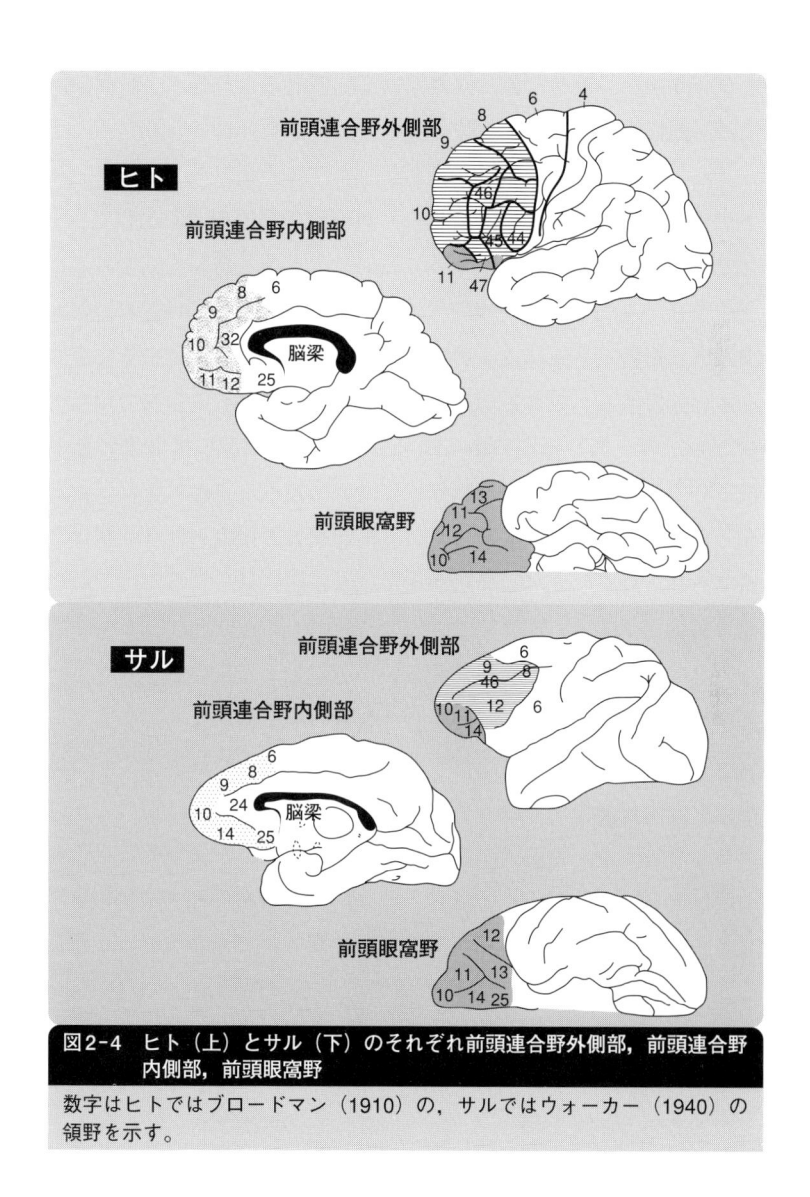

図2-4 ヒト（上）とサル（下）のそれぞれ前頭連合野外側部，前頭連合野内側部，前頭眼窩野

数字はヒトではブロードマン（1910）の，サルではウォーカー（1940）の領野を示す。

「内側部」である（**図2-4**）。前頭連合野内の3つの部位間では線維連絡に違いも見られる。すなわち外側部は後連合野からの高次な処理を受けた認知情報をもっとも多く受けているのに対し，眼窩部や内側部は大脳辺縁系との結

びつきがより強い。そのため，外側部は認知機能により強く，眼窩部，内側部は情動，動機づけ機能により強く関わることが知られている。

▶ ヒトの前頭連合野損傷による症状──外側部の損傷を中心として

　それでは前頭連合野の機能についてここでもう少し詳しく見てみることにしよう。前頭連合野機能を考える上でもっとも重要な手がかりとなるのは，この脳部位に損傷（手術による切除も便宜上こう呼ぶことにする）をもつヒトの示す行動である。なお，ここでは，前頭眼窩野（そこのみの損傷例はかなり少ない）の一部に損傷のある場合も含め，外側部の損傷患者を中心に，損傷によって比較的多く見られる症状について述べることにする。ただ前章で紹介したトイバーの指摘するように，前頭連合野損傷に伴う症状はきわめて多様であり，以下に述べる症状が損傷患者に常に見られるわけではない。

　一般に前頭連合野の損傷では，感覚や運動の基本的能力に障害は生じず，一見しただけでは健常人と変わりがないように見える場合も多い。しかし損傷患者の家族に聞くとほとんどの場合「普通の人とはかなり違う」という反応が返ってくる。すなわち停止信号が出ていても交差点に入っていってしまうとか，やかんでお湯が沸騰しているのに気にしないとか，髪の毛がばさばさでだらしないとか，他の人が不恰好なのを見ると，平気でその人の前でそれを話題にするとか，ちょっと気に入らないことがあるとすぐ暴力をふるう，と思うとすぐに大人しくなるとか，テレビを観ていて赤ん坊をほったらかしにする，というような反応が見られるのである（Devinsky & D'Esposito, 2004）。

　前頭連合野損傷患者はまた，ゲージの例で見られたように，性格が浅薄でだらしなくなる傾向を示す。また，ロボトミー患者でよく見られるように，外界に対して無関心，無頓着になるとともに，反応性に乏しく，積極的に行動しようとする意欲を示さなくなる場合が多い。

　前頭連合野損傷患者はまた，ごく日常的な行動においても「段取りを取る」ということがうまくできない。ここではペンフィールド（Penfield, W.）の

お姉さんの例を紹介することにしよう。ペンフィールドはてんかん患者に治療の目的で脳手術をする際，開頭した脳のいろいろな場所を微小電極で電気刺激し（脳そのものは痛覚がなく，麻酔する必要はないので，開頭状態でも患者の意識は清明なままである）得られた回答を詳しく報告したことで有名な脳外科医である。とくに側頭葉の刺激で過去の経験がありありと想起される，という報告は有名である（Penfield & Perot, 1963）。彼のお姉さんは前頭連合野に脳腫瘍ができたため，その切除手術を受けたのである。ペンフィールドは次のように記述している。

「彼女は私と彼女の4人の家族のために，夕食を用意することになっていた。彼女は食事の用意をとても楽しみにしていた。そのために，1日中かけて準備をした。5人分の夕食を用意するなどということは，10年前の彼女ならたやすいことであった。」

ところが夕食の時間になっても，用意はまるでできていなかった。いくつかの鍋はまだ火にかかっていたし，サラダもできていなかった。肉はまだまったく手がつけられていなかった。彼女は，長い時間一人で努力し続けていたのにこの状態であることに自分自身当惑していた（Penfield & Evans, 1935）。

料理は，ヒトが行うきわめて知的な作業の一つである。献立を考え，必要な物をリストアップし，買い物をし，調理をするという一連の多彩な能力が要求される。調理の部分だけをとってみても，材料によって違った処理が必要で，個々の材料を処理する方法や，処理する時間，火加減，味付けなどを考えながら，しかも，そのいくつかの作業を並行して同時進行で処理しなければならない。作った後にできあがった料理をどのように美しく盛り付けするか，どのような順序で出すのかも考える必要がある。彼女は，このような順序だった行動の組立てをする，つまり段取りをうまく取ることができなくなっていたのである。

前頭連合野損傷患者は，注意を集中することも困難になる。また，「がまんができない」「特定のものにこだわる」といった症状もよく見られる。生

理学的指標を用いた研究では，前頭連合野損傷患者に「定位反応」の障害があることも見出されている。同じ刺激が繰返し提示され，その刺激に「慣れ」が生じた後に，「提示刺激の数を数えなさい」というような意味のある言語教示が与えられると，正常人ではいったんは慣れが生じた刺激にも定位反応として皮膚電位反射や脳波のα波ブロッキングが生じるが，前頭連合野損傷患者には，この定位反応に異常が見られる（Luria, 1980）のである。なお，前頭連合野に含まれる優位半球の第3前頭回は「ブローカ野」（図2-1参照）として知られる運動性言語中枢であり，この部分の損傷では運動失語が生ずることが知られているが，この点についてはここでこれ以上は触れないことにする。ただ，このブローカ野に損傷がなくても，前頭連合野，とくにその優位半球に損傷をもつ患者では，自発性発語や発話量が少なくなることも知られている。

知的機能の障害については議論が分かれるところである。少なくとも現在普及しているような知能テストで調べる限り，前頭連合野損傷患者に損傷前と比較して知能指数（IQ）の有意な低下は見られない。前頭連合野の損傷ではIQに有意な変化が見られず，むしろ情動反応の変容のほうが目立つという結果は，その報告が高名な心理学者であったヘッブ（Hebb, D.O.）の研究で示されたことも手伝って（Hebb, 1939），現在はタブー視されている「前頭葉ロボトミー手術」の推進を促す役割すら果たしたのである。しかし，前頭連合野損傷患者には，現在普及している知能テストでは調べられないような種類の知的能力の点で著しい障害があることが，近年のいくつかの巧妙なテストによって明らかにされている。以下，そうした研究で明らかになった前頭連合野損傷患者における知的機能の障害について紹介しよう。

▶「拡散的思考」の障害

一般の知能テストで調べられる能力は，いわば，「1つの正答」が存在するという「集中思考」の要求されるものであるが，前頭連合野損傷患者は，解答にいくつもの可能性が存在するような，「拡散的思考」の要求される課

題において障害を示す。たとえば何か1つのものを何通りに用いることができるのかを，限られた時間内にできるだけたくさん挙げる，というような課題（「レンガはどのような用途に用いることができますか？」というような問い）に対して，前頭連合野損傷患者は，有意に少ない数の答えしかできない（Milner & Petrides, 1984）。このような課題下で示される能力は「創造的能力」に関係していると考えられている。なお，この課題に類似した「アルファベットのある文字で始まり，4つの文字からなる単語をできるだけたくさん挙げなさい」というような「言語的課題」では，前頭連合野の左側の損傷でより重い障害が生じるのに対し，「名前を付けられないような，（抽象的な）デザインをできるだけたくさん描きなさい」というような「絵画的課題」では前頭連合野の右側の損傷でより重い障害が生じるとされる。

▶ 前頭連合野の記憶機能

　前頭連合野損傷患者には，日常の記憶に関しておおむね障害は見られない。しかし，記憶のある限られた面では障害が見られる。たとえばある時間をおいて連続的に出される2つの刺激が同じものであるか否かを答えるような「遅延対比課題（別名コノルスキー課題とも呼ぶ）」において障害が見られる。この障害は前の試行で出された刺激が現在の試行に混入してくることによって生ずる誤りが原因で起こるとされ，「記憶の組織化」の障害に起因すると考えられている。また視覚刺激のリストを次々に提示した後，テストとして以前に提示したうちの2つの刺激を見せて，どちらが先に見たものであるかを問う「新近性テスト」でも，前頭連合野損傷患者は障害を示すことが知られている（Milner & Petrides, 1984）。これも，記憶項目の「保持」の障害ではなく，各刺激の明瞭度が低下するという「記憶の組織化」の障害によるものと考えられている。なお，このテストでは言語的材料が用いられると左半球の，絵画的材料が用いられると右半球の損傷で，それぞれより大きな障害が見られている。損傷患者はまた，情報を「いつ，どこで，どのように」得たのかという種類の記憶に障害を示す（「出典健忘」）ことも知られている

(Shimamura, 1995)。

▶ プログラミングと条件性弁別学習の障害

　前頭連合野損傷によるプログラミングの障害は，図2-5に示すようなテスト（ロンドン塔課題とも呼ばれる）において見られる。この課題は赤，青，緑のビーズ玉各1個を，最初の位置から最少の移動回数で目標とされる位置に移すというものである。被験者は最初の位置から各玉をどのような順序でどのように動かして目標の位置までもっていくかをあらかじめプログラムし，それにもとづいて組織的反応をすることが要求される。このテストでは，課題遂行時間においても，誤りの数においても，左半球の前頭連合野損傷患者においてだけ有意な障害が見られている（Shallice, 1982）。

　さらに前頭連合野損傷患者は，6〜12個の刺激項目が書かれた用紙（これは何個も用意されており，用紙ごとに同じ6〜12個の刺激項目が書かれているが，その配置だけはそれぞれ違えてある）に対し（図2-6），その刺激項目すべてを「自分で決めた順序」に従って，各1回だけ指差しするという課題（「自己順序づけ課題」）において，指差しの速さという点においても，同じ刺激項目を2度さしてしまうという誤りを犯す点においても，有意に劣ることが示されている（Milner & Petrides, 1984）。この障害は，自分で一定の

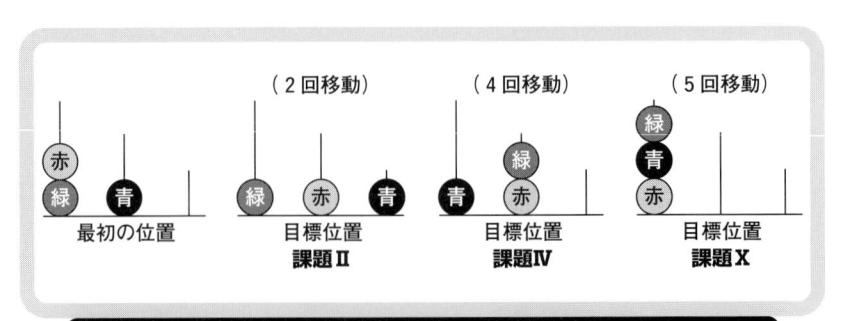

図2-5　ロンドン塔課題（Shallice, 1982 より改変）
被験者は最初の位置から最少の移動回数により，赤，青，緑の各ビーズ玉を「目標位置」に移すことを要求される。3つの棒は長さが違うことに注意。

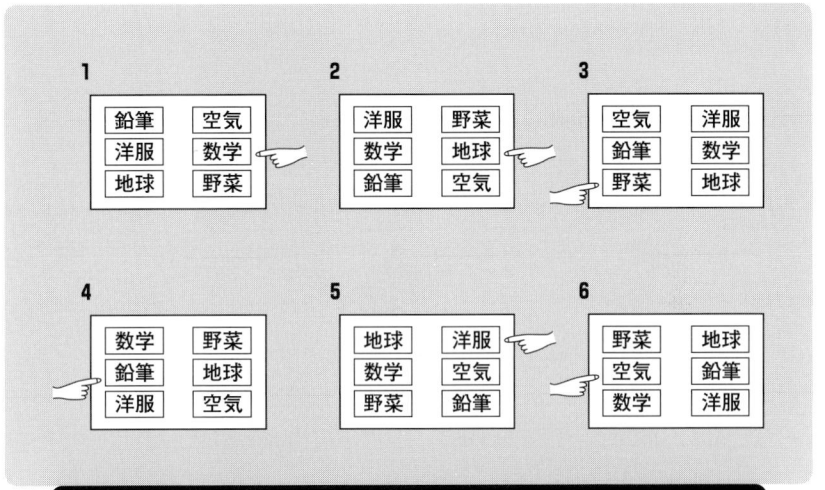

図2-6 自己順序づけ課題

ここでは ミルナーとペトライデス（1984）が採用した課題をわかりやすく説明するため，日本語の単語を用いた事態で示す。各カードの刺激数は6，8，10，12の4通りあるが，ここではもっとも簡単な6個の例を示す。被験者はこの図のカードの1番から順番に1枚ずつ見せられ，各カードで各1つだけ指差しするよう求められる。同じ単語を2度指差ししてはいけないので，たとえばこの図のような順序で指差ししていけば正解となる。なお前頭連合野損傷患者もこの刺激数6個の場合は障害を示さなかった。

プログラムをつくり，それにもとづいて組織的反応を行うことができなくなるために生ずると考えられる。なお，この課題では，刺激項目が「言語的材料」でも「絵画的材料」でも左半球の前頭連合野の損傷で障害が見られるが，右半球損傷では刺激項目が「絵画的材料」のときにだけ比較的軽微な障害が見られている。

　前頭連合野の損傷に伴う知的障害でもう一つ重要なものに「If..., then...」というルールを学習する「条件性弁別学習」の障害がある。図2-7は条件性弁別学習の一つの例を示したものである。この学習課題では，図のように不規則に並べられた6つの青いランプと，1列に並べられた6枚の白いカードがあり，各々のランプは白いカードのどれか1つと無作為にペアにされている。被験者はどのランプと，どの白いカードがペアになっているかを学習

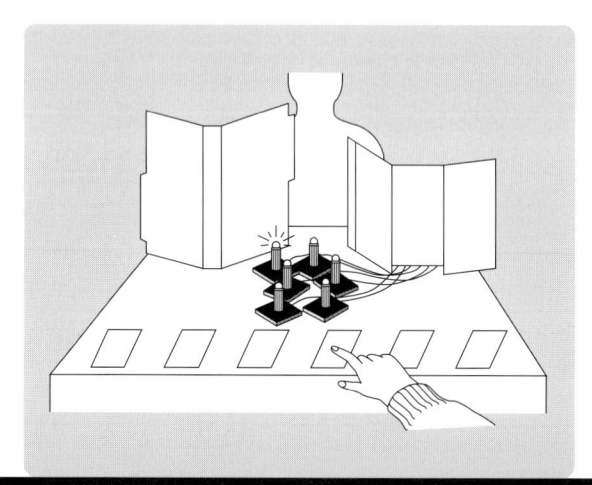

図2-7 条件性弁別学習の例（Milner & Petrides, 1984 より）

6つの青色のランプが不規則に並べられており，そのおのおののランプは，1列に並べられた6枚の白いカードの1つと無作為にペアとされている。青色のランプが1つ点灯すると被験者はどれか1つの白色カードを指差しすることが求められる。

するわけである。ランプが1つ点灯すると，被験者は6つのカードのうちの1つを指で差すことを求められ，実験者はその反応が正しいか誤りかを伝える。もし誤りの場合には，被験者は正答になるまで別のカードを指差しすることを求められ，正答になるとランプは消える（Milner & Petrides, 1984）。このような課題は「空間的」条件性弁別学習と言われるが，条件性弁別学習には「非空間的」なものもある。その例としては，6つの異なった色刺激の各々を，6つの異なった手の姿勢（たとえば手は水平にして掌は垂直にするというような）のどれか一つと対応づけることを学習するというようなものがある（6つの手の姿勢自体は十分できるようにあらかじめ訓練しておく）（Petrides, 1985）。前頭連合野損傷患者は，損傷が右半球にあっても左半球にあっても，「空間的」「非空間的」両方の条件性弁別学習で障害を示している。

▶ 反応抑制と反応の切り替えの障害

さらに前頭連合野損傷患者はストループ課題に障害があることも示されている（Perret, 1974）。健常人でもたとえば「赤」という文字が緑色で書かれているときに，その文字の書かれた「色」を答えるように言われると，つい文字そのものを読んでしまう傾向にある。損傷患者ではその傾向がより強く，優勢な反応（文字を読む）を抑制することが困難であることが示されている。

行動の抑制を直接調べるテストにGo/No-go課題と呼ばれるものがある。これは，ある刺激に対しては特定の運動反応（Go反応）をすることが，別の刺激に対しては運動反応の抑制（No-go反応）が要求される課題である。前頭連合野損傷患者は，No-go反応が要求されていても，運動反応を抑制することが困難で，Go反応をしてしまう傾向が強い（Drewe, 1975）。

前頭連合野損傷患者はまた，反応基準の切り替えを要求される事態で障害を示す。たとえば**図2-8**のような次元内移行課題（前のものと同じ基準にもとづいた反応が要求される）と次元外移行課題（前のものとは異なった基準にもとづいた反応が要求される）をさせると，健常者でも「次元外」は「次元内」より困難であるが，損傷患者ではとくに前者において「別の次元（基準）に切り替える」ことが難しく，いつまでも前と同じ次元にもとづく反応を続ける傾向が見られる（Owen et al., 1991）。

▶ 非定型的状況で前頭連合野は重要である

以上のように，前頭連合野の主に外側部の損傷では，できるだけたくさんのものを思いついたり，次々に生起する事柄を記憶の中で組織化したり，与えられた環境で適切なプログラミングをし，それにもとづいて組織的な反応をしたり，文脈（条件）によって適切な反応にスイッチしたり，不必要な反応を抑制したりするというような種々の知的能力に障害が生じる。それゆえ前頭連合野は，「定型的反応様式では対応できないような状況において，状況を把握し，それに対して適切な判断を行い，行動を組織化する」というような役割を果たしていると考えることができる。以上述べてきたように，言

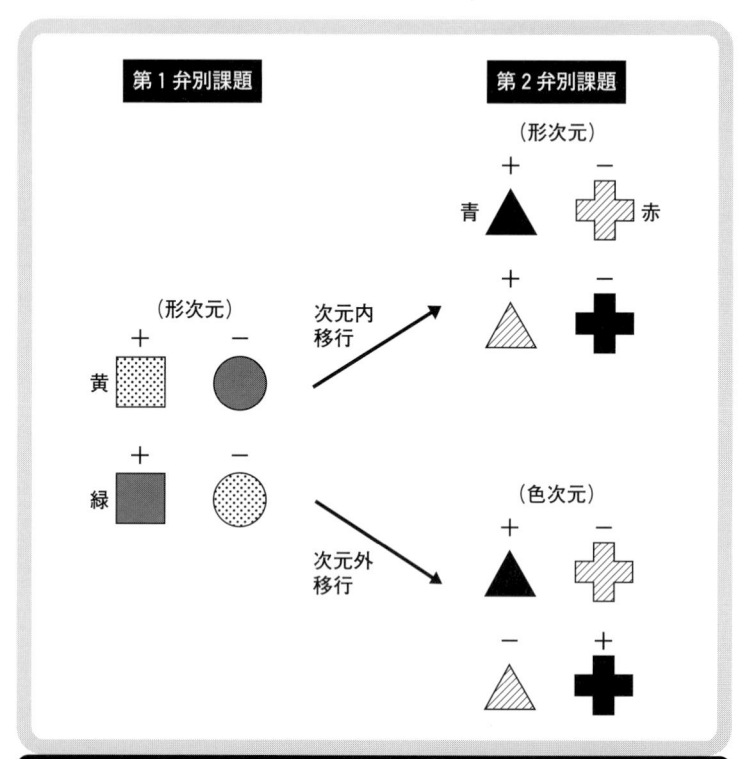

図2-8　次元内移行課題と次元外移行課題

原課題（第1弁別課題）では，「形」次元の弁別が要求される（ここでは，色は無視して「四角」を選ぶことを要求される）。第2弁別課題の「次元内移行課題」（図右側上）では，同じく「形」次元の弁別が要求される（ここでは，色は無視して「三角」を選ぶことを要求される）。一方「次元外移行課題」（図右側下）では，「形」次元ではなく「色」次元での弁別が要求される（ここでは，形は無視して，「青」を選ぶことを要求される）。

語的材料のテストでは左半球の，絵画的材料のテストでは右半球のそれぞれ損傷で障害が示される場合が多く，前頭連合野にも「半球優位性」が認められる。ただ，プログラミングや反応の組織化に関するテストでは，材料が言語的，絵画的に関わらず，左半球の前頭連合野の損傷で障害が見られており，論理的思考には左半球前頭連合野が重要であることが示唆されている。

ただ，こうした知的機能の障害の中には，前頭連合野以外の脳部位の損傷

でも見られるものもあり，半球優位性の問題に関しても，研究結果が必ずしも一致していないことに注意する必要はある。

▶ 前頭連合野の動物実験──遅延反応

　前頭連合野機能の研究を進める上で，系統発生的見地からも，またヒトの前頭連合野そのものの解明の手がかりを得る上でも，動物実験の意義は大きい。動物の前頭連合野を破壊してその効果をみた初期の研究では，認めるべき障害はほとんど見出されなかった。しかし1935年に至って始めて前頭連合野破壊によるはっきりとした障害が報告された。それはジェイコブセン（例の前頭葉ロボトミーのきっかけになるチンパンジー「ベッチー」の報告をした研究者）によるもので，彼は前頭連合野を破壊されたチンパンジーが「遅延反応」と呼ばれる課題をまったく遂行できなくなることを示したのである（Jacobsen, 1936）。遅延反応課題とは，動物の象徴機能を調べるために用いられる心理学的課題の一つである。一般にはまず動物の前に左右2つの同じ不透明なカップを置き，そのカップの一方に報酬（エサ）を入れるのを見せる。その後，カップを閉じ，さらにサルの前のスクリーンを閉じる。しばらく時間が経った（遅延期間が終了した）後に，スクリーンを上げて動物に反応を許す。そこで動物が以前に報酬の入れられたカップのほうに反応すれば，その報酬を与えるのである（**図2-9**）。この課題と類似したものに「遅延交替反応」課題と呼ばれるものもある。これは，報酬をカップに入れるところを動物には見せないが，報酬は右―左―右―左，と交互にカップに入れられるので，動物は遅延期間をはさんで左右のカップに交互に反応することによって報酬を得ることができるものである。遅延反応では外的手がかりに頼らず，どちらのカップに報酬が入れられたかを遅延期間中に憶えておく必要があり，遅延交替反応では，やはり外的手がかりに頼らずに，前に行った反応が右に対してであったか左に対してであったかを憶えていなければならない。ジェイコブセンの報告後，チンパンジーだけでなく，サル，イヌ，ネコ，ネズミでも前頭連合野の破壊で，遅延反応や遅延交替反応がまったく

① 手がかり提示

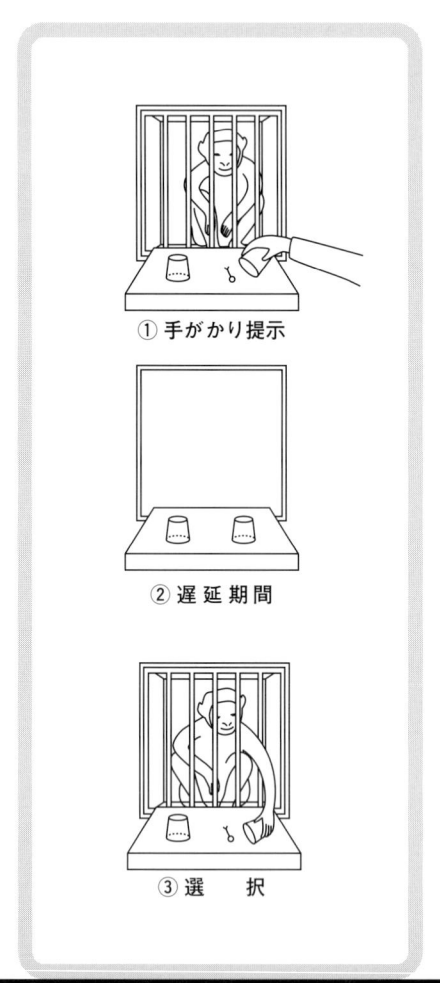

② 遅延期間

③ 選　択

図2-9　遅延反応課題
左右同一のカップのどちらにエサが隠されたかをサルが憶えていて，遅延期間終了後にそちらの側に反応すれば，そのエサを得ることができる。なお，エサは試行ごとに左右ランダムに提示される。

できなくなってしまうこと，とくに前の試行で報酬が得られた側に行こうとする傾向の強いことが示されており，しかもその結果は繰返し確認されている（Fuster, 1997）。

▶ **サル前頭連合野の機能分化**

　一方，サルを用いた数多くの破壊実験によって，サルの前頭連合野には一定の機能分化が見られることが示されている（Rosenkilde, 1979；Fuster, 1987）（図2-10参照）。すなわち，遅延反応や遅延交替反応には前頭連合野の背外側部，とくに「主溝」の周辺部（主溝領域）が重要であるとされる。人の損傷患者でも障害が見られる「自己順序づけ課題」も，サルではこの部位の破壊でもっとも大きな障害が見られる（Petrides, 1995）。

　また，「前頭眼窩野」の破壊では，情動反応や社会行動に障害が生ずること，オペラント条件づけされた反応に対し報酬を与えなくするという消去手続きを行っても，反応の消去がなかなか起こらなくなることが示されている。主溝と前頭眼窩野の間に位置する腹側の「腹外側部」，別名「下膨隆部」の破壊では，「逆転学習」や「Go/No-go」タイプの学習の障害が見られる。「逆転学習」とは，以前に正の弁別刺激だったものが負に，負の弁別刺激だったものが正になることを学習する課題であり，下膨隆部を破壊されたサルは，逆転事態でも前に正であった刺激のほうに固執する傾向のあることや，

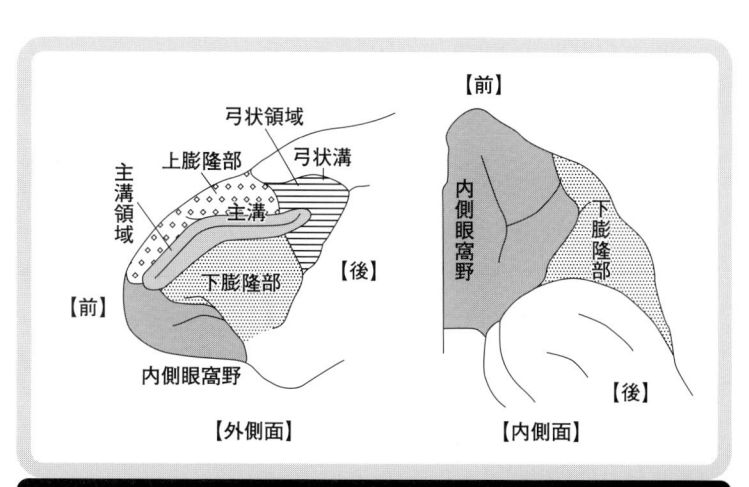

図2-10　サル前頭連合野内の機能分化（Rosenkilde, 1979より改変）
左（外側面）は脳を左側から見たものであり，右（内側面）は下側から見たもの。

No-go反応が要求されているときにもGo反応をしてしまう傾向のあることが示されている。さらに「弓状溝」に囲まれた「弓状領域」の破壊では，破壊された側とは反対側の視野にある刺激を無視するという「対側無視」の症状が生ずること，音が上からしたら左側に，下からしたら右側に反応するというような「条件つき位置弁別課題」の学習において障害の生ずることが報告されている。なお，主溝領域から上の「上膨隆部」単独の破壊では，顕著な学習障害は報告されていない。

サルの破壊実験で見られる障害のうち，固執傾向や抑制の障害などは，ヒトの前頭連合野損傷患者にも見られるものであり，たとえば遅延反応，遅延交代反応課題やGo/No-goタイプの課題の学習はヒトの損傷患者でも障害が報告されている。また，対側無視はヒトの注意の障害と類似している。ヒトの知的機能の障害にもっとも近いのが条件性弁別課題の障害であろう。先に触れたヒトの「条件性弁別学習」は，むしろ動物実験からヒントを得て前頭連合野損傷患者に試みられたものである。なおヒトでも，前頭眼窩野の損傷では主に情動，動機づけ面の障害が，外側部の損傷では主に認知，実行機能の障害が生ずるとされるが，ヒトの前頭連合野内の機能分化については，後に詳しく述べることにする。

3 思考の心理学的研究

「思考」は感覚，知覚，記憶などとともに心理学の歴史の中で常に重要な位置を占めてきている。しかし科学としての心理学という枠内にある限り，知覚や記憶のように，見えたもの，憶えているものをテストするというような形で思考過程を測定することは困難である。思考過程は内的過程である限り，行動主義的心理学の立場からは研究の対象にすらならないと見なされたこともあった。しかし，われわれはどのようにものを考えるのか，どのようにすればより良い思考ができるのか，動物にも思考過程はあるのか？というような問題は多くの人の興味を引き付けてきたのである。

▶ 思考研究の始まり

思考研究の始まりについてはメイヤー（Mayer, R. E., 1977）の著を参照して述べることにする。学問としての心理学はヴント（Wundt, W.）の研究に始まるとされるが，思考のメカニズムに関してはギリシャ時代からすでに考察がなされていた。ギリシャの哲学者アリストテレス（Aristotle）は思考が3つの「連合」によって支えられると考えた。すなわち「接近による連合」（時間的あるいは空間的に接近して起こる出来事は結び付けて考えられる），「類似による連合」（類似の出来事は結び付けて考えられる），「対比による連合」（対立する出来事は結び付けて考えられる），という3種類の連合があり，そうした連合にもとづいて色々な出来事が結び付けられ，それまでにはなか

った考えが導かれると考えたのである。さらに彼はこうした連合による思考には言葉だけではなく，イメージが重要な役割を果たすことにも注目した。

　17, 18世紀のイギリスの経験論哲学者であるホッブス（Hobbes, T.）やロック（Locke, J.）は，アリステレスの3法則を発展させて連合主義の概念と原理を再定式化した。思考過程にそれをあてはめてみると，①思考の単位は2つの観念（イデア）間の連合であり，すべての心的生活は観念と連合に分解される（「原子観」），②こころは「白紙の状態」で始まり，感覚を通して正確に外界を再現することによってすべての観念と連合はできあがる（「経験観」），そして③思考の過程は1つの観念から他の観念へと自動的に移行するものであり，その移行は連合の強度だけにもとづいている（「機械観」）というものである。さらにアリストテレスと同様，思考にはイメージが重要であることも指摘された。これらの見方は思考というものを「哲学的に」位置づけたものと言えよう。

　それでは19世紀後半の心理学の祖であるヴントは思考をどう扱ったのであろうか？　彼は感覚，知覚のような「単純な心的プロセス」に対し「高次な心的プロセス」は科学の実験的対象に不向きであるとした。そのため思考のような高次な心的プロセスを研究対象から外したのである。

▶ ヴュルツブルグ学派の思考研究

　その後ヴントと同じドイツのヴュルツブルグという都市の研究者たち（キュルペ（Külpe, O.）らを中心とし，ヴュルツブルグ学派と呼ばれる）は20世紀の初頭，ヴントに反対して高次な心的過程についても研究対象とするような実験的研究を始めた。その意味でこの学派の研究が思考の実験心理学的研究の始まりと言える。ただ彼らの研究法そのものはヴントから引き継いだ「内観法」であった。彼らの初期の実験は，被験者に言葉を示して，その言葉に応じた自由連想をさせたり，何らかの質問に答えるときの思考プロセスを記述させたりするものであった。興味あることに，彼らの一連の実験的研究で得られた結果は，アリストテレスやイギリス連合主義哲学者の主張に真

っ向から反対するものであった．すなわち，思考の要素はそれらが連合されると変化してしまう，というように「原子観に反する」ものであり，思考は人間の動機あるいは目的によって方向づけられる，というように「機械観に反する」ものであり，また，経験は世界で起こることの正確なコピーではなく，受け手の解釈にもとづくものである，というように「経験論に反する」ものであり，さらに思考には「常にイメージが伴うものではなく」，抽象的な思考など，無心像思考もあるという結果であった．こうして思考は思弁的な哲学的研究からようやく離れ，心理学的研究の対象となったのである．

その後ゼルツ（Selz, O.）はヴュルツブルグ学派の研究をさらに発展させ，思考がイメージや連合に依存するものではないという理論を展開した．また彼は，思考とは「対象を相互に一定の関係に置き，有機的な構造を作り出す」ことであると主張し，「全体」の重要性を指摘して後のゲシュタルト心理学の礎を築いた．

一方アメリカではウィリアム・ジェームズ（William James）が彼の『心理学原理』（1890）の中でかなりのページを割いて思考について述べている．彼によればわれわれの思考の多くは，「相互に関係がある事象」についての「イメージにもとづく自発的空想」から成り立っているとされた．たとえば，推理は「分析」と「抽象」の過程からなると彼は考えた．すなわち，推理の過程ではまず事実を分析し，それのもつ諸属性のうちの特定のあるものに注目する．そしてこの特定の属性を眼前にある全事実の本質的部分と見なす（抽象）のである．この特定の属性には，それまでは注目されることがなかったさまざまな付随する特質が備わっている．推理とはつまり，特定の部分およびその部分の意味するところで事実全体を置き換えることと定義するわけである．彼の洞察には鋭いものがあるが，残念ながら哲学的考察の域を出ず，現在の思考研究に大きな影響を及ぼすことはなかった．

▶ **ゲシュタルト心理学における思考研究**

先に述べたように，行動主義心理学では，思考のような観察不可能な現象

は研究の対象から除かれていた。しかし同時期にドイツで栄え，後にナチスの迫害を逃れてアメリカに渡った研究者によって世界に広まったゲシュタルト心理学では，思考は研究対象として大きな位置を占めたのである。「全体は部分の総和ではない」とするゲシュタルト心理学では，思考を要求される事態，すなわち問題事態とは，知覚と記憶の相互作用から生じるある緊張のある状態とされ，思考とはこの緊張状態解消の過程と考えられた。思考状況では眼前の状況をさまざまな視点から再構成することが必要とされ，さらに積極的な情報収集も必要とされる。こうした条件が満たされて始めて問題解決に至るわけで，それが「洞察」であるとされる。

ゲシュタルト心理学では思考に「再生的思考」と「生産的思考」があるとされる。前者は，いわば過去の記憶にもとづく「接近」「連合」の原則により半自動的に解が得られるものである。それに対し後者はそうした機械的操作では解が得られず，問題構造の「再構造化」「中心転換」「洞察」等が要求されるものである。ゲシュタルト心理学者のドゥンカー（Duncker, K., 1935）は，いろいろな思考課題下での人の解決様式を詳しく分析し，人が陥りやすい誤りについて指摘した。とくに過去経験が思考に枠をはめ，解決を阻害する条件や要因を明らかにし，後の認知心理学的な思考研究にも大きな影響を与えた。

▶ 動物の思考過程

動物にも思考過程があるのだろうか？　身の回りのイヌやネコの振る舞いには，彼らも考えて行動しているのではないかとうかがわせるものが少なくない。一方，数を数えるウマとして有名になった「賢いハンス」の例のように，「あたかも知的活動があるかに見える動物の行動も，実は人が気がつかないような飼い主の示すわずかな手がかりに反応しているだけであった」というような事例もある。動物の行動を考える上では，「より低次元の心的過程で説明できるものを高次の心的過程で説明してはならない」という「モルガンの公準」が心理学者の間では共通の理解となっている。しかし，モルガ

ンの公準からすると議論の余地がないわけではないものの，動物にも思考過程をうかがわせる高次な心的過程は存在するようである。

　有名なケーラー（Köhler, W.）のチンパンジーの知恵実験（Köhler, 1917）では，チンパンジーが「洞察」「道具使用」をした例が多数挙げられている。洞察の例としてよく挙げられるものに，手の届かないバナナを取るために箱を使ったというものがある（**図3-1**）。ケーラーはチンパンジーの手が届かない高さにバナナを天井から吊り下げた。その部屋には箱が置かれていた。チンパンジーはジャンプしてそれを何とか取ろうとしたが，取れないとわかるととりあえずあきらめた。しばらくして箱が目に入ると，チンパンジーは

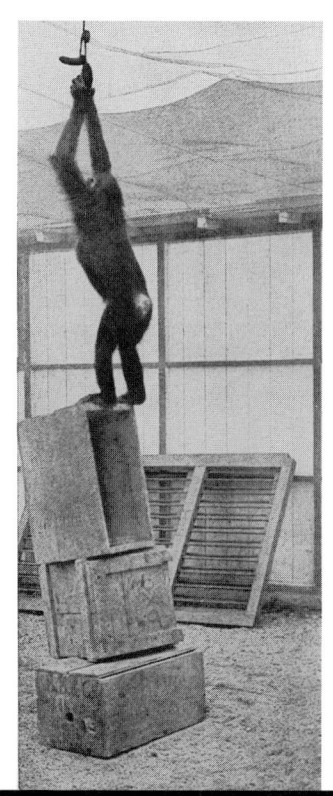

図3-1　ケーラーによるチンパンジーの知恵実験（Köhler, 1917より改変）

それに駆け寄り，箱をバナナの下まで押してきて，箱の上に乗ってバナナを手に入れたのである。また1つの箱では十分な高さでないときには，箱をいくつも重ねるとか，箱以外のイス，テーブル，石なども利用したのである。これは「試行錯誤」のようにデタラメな行動を繰り返した結果として解決に至ったというものではなく，「洞察」によって解決されたと見なされた。

また檻に入れられたチンパンジーは，目の前にバナナを見せられ，手の届くところにある棒ではそのバナナに届かないとき，始めはむなしくその短い棒で何とかバナナを取ろうと試みるものの，不可能と分かるといったんはあきらめた。しかし，それがあればバナナを引き寄せることができる長い棒が，自分の手の届くところにはないものの，短い棒で引き寄せることができることに気づくと，チンパンジーはただちに短い棒で長い棒を引き寄せ，その長い棒を使ってバナナを手に入れたのである。

チンパンジーの道具使用に関しては，最近のフィールドおよび実験室での研究で，チンパンジーが木の幹にあるシロアリの塚に木のつるや草を入れて，噛み付いてくるシロアリをなめ取る，というような行動をとることが示されている。ここでは，適切な道具を選ぶ，細い穴に上手に道具を入れる，というような心的能力が要求される。また，大きな台石と，ハンマーとして使用する少し小さい石を使って，硬いアブラヤシの実を叩き割る，というような道具使用も知られている（図3-2）（Matsuzawa, 2001；松沢，2002）。

さらに，動物において「概念」が形成されるという研究報告も多い。概念は，バナナとリンゴのように物理的にはかなり違っていてもある基準（ここでは「果物」）では同じものと扱い，逆にリンゴとボールのように物理的には似ていても他のものである，と扱うことのできる能力で，思考の基本となるものと見なされている。ハトでの研究では，ハトが木，水，特定の個人，あるいは魚，ハト，オークの葉，というような概念を形成できることが示されている（Herrnstein et al., 1976）。数の概念（対象がどのようなものであれ，それは捨象してその個数だけをとらえる）に関しては，サルでは5程度までの，チンパンジーでは9までの数の概念を持てることが示されている（Biro

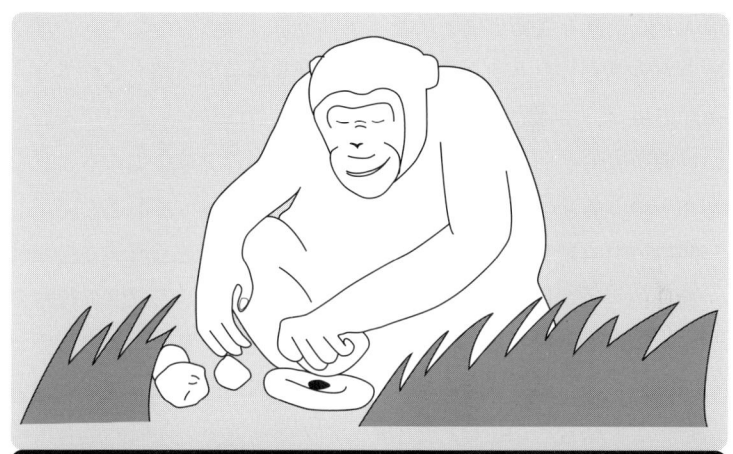

図3-2　石を使ってアブラヤシの種を叩き割るボッソーの野生チンパンジー
（松沢，2002より）

& Matsuzawa, 2001；松沢，2002）。

　こうした動物における洞察，道具使用，概念については，先に紹介したモルガンの公準に照らしてみると，単なる「学習の結果」に過ぎないなどの批判も少なからずあり，議論も多いところである。後に（9章）話題にするように，動物にも「他個体をだます」と見なすことができるような行動が見られ，動物に「心の理論」があるか否かという問題も大きな議論を引き起こしている。こうした議論は現在進行形でいろいろな学会や雑誌の特集で取り上げられている。この問題は，人の思考，意識の起源を考える上で重要であるだけでなく，ロボットに心を持たせる，自立的に思考させる，というようなことが現実的な課題になっている今，さらなる研究の発展が要求されていると言えよう。

▶ 認知心理学と思考研究

　行動主義心理学が優勢であった1940，50年代には，思考の研究はほとんど進まなかったといっても言い過ぎではない。しかし，心を取り扱わない行動主義心理学への批判と反省から生まれた認知心理学の中では，思考過程の

研究は大きな位置を占めることになった。そこではゲシュタルト心理学の知見が大きな貢献をした。認知心理学的思考研究は数多く紹介されており，それらの詳細については他書に譲ることにして，ここでは取り上げない。ただ，現代の思考研究にゲシュタルト心理学が大きな影響を与えていることを指摘するとともに，最近の思考研究の特徴について少し述べておきたい。

『心理学辞典』（誠信書房, 1999）によれば，現代思考心理学で扱われる対象は，論理的思考の問題（帰納的推論，演繹的推論），仮説検証行動の問題，意思決定の問題，創造性の問題，日常的思考の問題，科学的研究活動の問題，複雑な問題解決の問題，統計的思考の問題，思考の発達の問題等多種多様である。そうした研究では，「情報処理」アプローチから人間の思考過程を一連の情報処理過程のモデルで説明しようとするところに特徴がある。一方，人間の思考過程を解明するためには，情報処理過程だけでなく，知識の表象構造を解明することの重要性も認識されている。また，人が問題解決をしながらその過程を言語報告する，という「発話思考法」も研究方法としての重要性が見直されている。

思考における動機づけ要因も最近注目されている。さらに，2002年のノーベル経済学賞受賞研究者であるカーネマン（Kahneman, D.）らの研究で，人の思考過程が必ずしも論理的なものでないこと，人の思考においてはヒューリスティックと呼ばれる手法がよく用いられることなども明らかにされている（Tversky & Kahneman, 1974）。ヒューリスティックとは，論理的思考が容易ではない，あるいはそうしている時間的余裕がないときなどに，自分の持っている知識の体系をもとに，おかれた状況や期待などを反映させながら差し当たり到達する「それなりにもっともらしい」解決策を言う。

第Ⅱ部ではこうした心理学的研究の対象となっている思考のさまざまの側面を支える脳メカニズムについて述べることになるが，とくに概念の問題，帰納・演繹的推論の問題，意思決定の問題などを重点的に取り扱う。

第Ⅰ部の最後ではまず，そうした対象について研究する際の研究法について紹介することにしよう。

4 思考の脳メカニズムの研究
——霊長類におけるニューロン活動記録法と人における非侵襲的脳機能測定法を中心として

　思考の脳メカニズムに関する従来の研究は，脳損傷患者の思考能力や思考様態の変化を調べるものがほとんどであり，その他には霊長類を用いた破壊実験がわずかにある程度であった。しかし最近のサルを用いたニューロン活動を調べる研究や，人における非侵襲的脳機能測定法を応用した研究により，その研究法は大きく変化し，かつ内容も広範囲のものになった。この章では，最初にサルを用いて前頭連合野のニューロン活動を調べる研究の実際と，そうした研究で得られた成果の一部を紹介する。次いで思考の脳メカニズム研究を大きく発展させることになった，人における非侵襲的脳機能測定法の紹介と，その問題点を指摘することにする。

▶ 霊長類における単一ニューロン活動の記録による思考研究

　思考のプロセスは感覚，知覚や記憶，学習のように，特定の条件で一定の反応が得られるというようなものではなく，再現性に乏しく，測定，標準化が困難である。また，感覚，知覚や記憶，学習と違って，動物実験も困難である。思考の心理学的研究の章で述べたように，イヌにおける「回り道」などの限定的なものはあるものの，チンパンジーなどの大型類人猿の場合を除くと，人の思考過程に比肩するものが動物では見られない。そうしたことから，思考の脳メカニズムの研究は，脳研究の歴史の中でももっとも遅れて始

まったのである。

　しかし最近のサルを用いた脳研究においては，「判断」「概念」「ルール」「関係性」などの心的過程の中のプリミティブなものに関して，その脳メカニズムを単一ニューロン活動のレベルで調べる研究も現れるようになり，一部とはいえ思考のニューロンメカニズムについて少しずつ解明されるようになった。そうした研究については第Ⅱ部で詳述することとし，ここでは研究法の基本と，それに関連した前頭連合野研究の一部を紹介することにする。

　19世紀に行われた動物実験では，前頭連合野を破壊しても目に見える症状は現れず，この部位を刺激しても何の運動も見られなかったことから，前頭連合野は何の役割もしていない「沈黙野」であると言われたことはすでに述べた。後の破壊実験では，前頭連合野がいろいろな認知課題の学習に重要な役割を果たしていることが示されるようになったが，前頭連合野が感覚や運動に直接結びついていないため，伝統的な生理学的方法では前頭連合野の機能の解明に限界のあったことも事実である。

　しかしジャスパー（Jasper, H.）という研究者が初めて試み，エバーツ（Evarts, E. V.）という研究者がより洗練したものにした（Evarts, 1973），「無麻酔で学習行動を遂行中の動物から単一ニューロン活動を記録する」という方法の普及により，前頭連合野の働きを単一ニューロンレベルで調べることが可能になった。この方法は，頭蓋に歯科用セメントなどにより取り付けた固定金具を，サルを座らせたモンキーチェアーの外枠で固定するもので（図4-1），これにより，頭の動きを止めることができる。一方，この装置では，サルは一定の範囲で手や足を自由に動かすことができる。この方法を用いた研究の中で，前頭連合野は「沈黙野」であるどころか，知的行動に関係してさかんに活動していることが明らかになった。前頭連合野の研究においては，麻酔下の動物を用いたり，動物に意味のない刺激を提示したり，単純な運動を繰り返させたりするのでは，その機能を十分調べることができない。この脳部位が重要な役割を果たしているような認知課題を行っている動物からニューロン活動を記録することで，始めてその知的機能に迫れるのである。

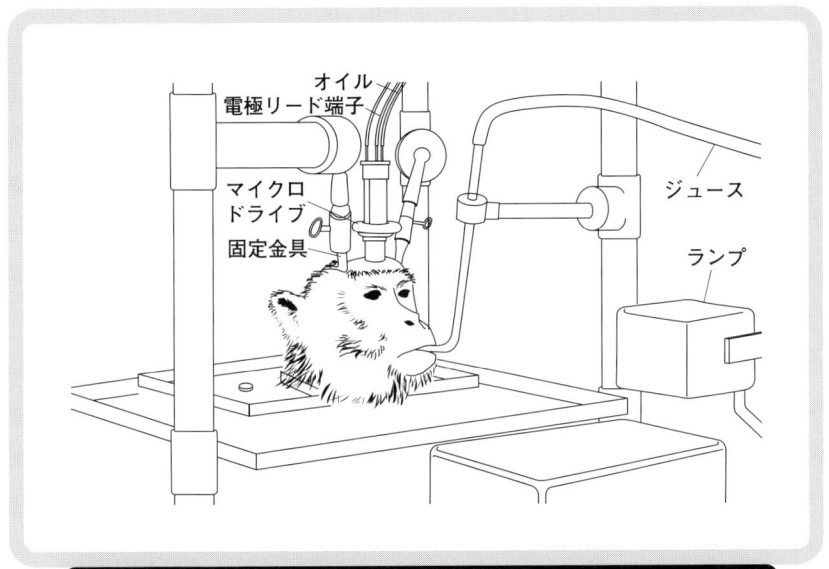

図4-1 頭を固定してサルにオペラント学習をさせながら，脳に微小電極を挿入してニューロン活動を記録する実験（Evarts, 1973より）

　以下に筆者の研究も含め，そうした試みのいくつかを紹介しよう。
　これまでにこうした方法を用いてもっとも多くの研究が行われているのは「遅延反応」課題または「遅延交替反応」課題に関係させたものである。こうした研究の中では，遅延期間中に「持続的な活動変化」を示す前頭連合野ニューロンが多数見出されている（Fuster, 1997）。前頭連合野には，その他に，「刺激の意味をとらえる」（Watanabe, 1986a, 1990；Niki et al., 1990；Sakagami & Niki, 1994），「反応の準備，遂行，フィードバックを担う」あるいは「不必要な反応を抑制する」（Watanabe, 1986b），「将来を予測，期待する」（Sakagami & Niki, 1994；Watanabe, 1996；Watanabe et al., 2002），「反応結果の評価をする」（Niki & Watanabe, 1979；Watanabe, 1989）というような機能に関係したさまざまなニューロンが見出される。これらは，破壊実験で障害が見られる機能を支え，ひいては前頭連合野の判断，推測，プログラミングなどの機能の基礎となっていると考えられる。ここでは例として，

刺激の意味をとらえるニューロンと，反応抑制に関係するニューロン，反応結果をとらえるニューロンについて紹介することにする。

▶ 刺激の行動的意味をとらえる前頭連合野ニューロン

この実験では，Go/No-goタイプの「条件性遅延弁別学習」課題を訓練したサルの前頭連合野から単一ニューロン活動の記録を行った（Watanabe, 1986a）。この課題では，継時的に提示される2つの刺激（条件刺激S1と弁別刺激S2）の組合せによってサルはGoまたはNo-go反応をすることを要求された（図4-2）。すなわち「試行間間隔」に続いて，S1として赤い光（図では「R」で示す）が提示されたときは，S2が丸刺激ではGo反応，縦縞刺激ではNo-go反応が要求され，S1として緑の光（図では「G」で示す）が提示されたときは，逆にS2が丸刺激ではNo-go反応，縦縞刺激ではGo反応を要求された。つまりS1が違えば，同じ刺激が異なった意味を持ち，異なった刺激が同じ意味を持ったわけである。なおS1，S2としてそれぞれどちらの刺激を提示するのかはランダムに決められた。S1とS2の間，S2と反応の間にそれぞれ遅延期間（第1および第2の遅延）が設けてあるのは，各刺激（S1，S2）と反応のそれぞれに関係するニューロン活動を区別できるよ

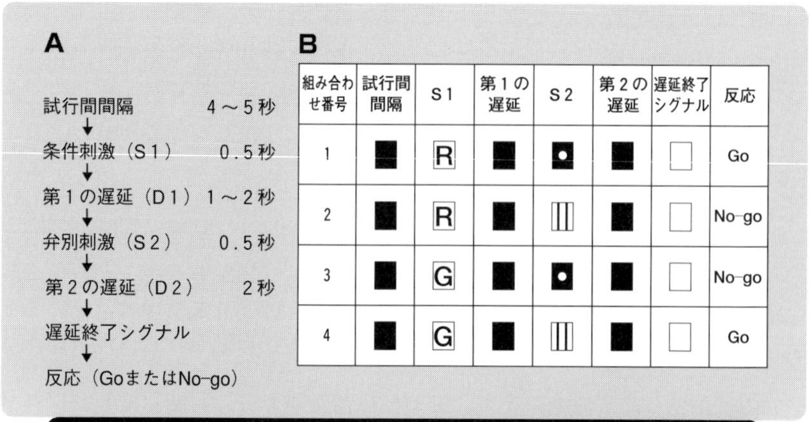

A

試行間間隔　　　　　4〜5秒
↓
条件刺激（S1）　　　0.5秒
↓
第1の遅延（D1）　　1〜2秒
↓
弁別刺激（S2）　　　0.5秒
↓
第2の遅延（D2）　　2秒
↓
遅延終了シグナル
↓
反応（GoまたはNo-go）

B

組み合わせ番号	試行間間隔	S1	第1の遅延	S2	第2の遅延	遅延終了シグナル	反応
1	■	R	■	●	■	□	Go
2	■	R	■	‖‖	■	□	No-go
3	■	G	■	●	■	□	No-go
4	■	G	■	‖‖	■	□	Go

図4-2　Go/No-goタイプの条件性遅延弁別学習

うにしたものである。なお2番目の遅延の終了は白い光（遅延終了シグナル）の提示でサルに知らせた。

この課題下で刺激の違いを反映した活動を示すニューロンの中には，S1やS2の色やパターンの違いそのものを反映するものも見出されたが，その数は少なく，多くはS2の持つ「意味」を反映した活動を示した。図4-3Aはそうしたニューロンの例を示している。このニューロンはS2が丸であっても縦縞であっても，それが「Go」という「行動的意味」を持つ限り，S2提示後に発射活動の増加を示した。サルが誤りを犯したときには興味ある活動が見られた。すなわち，Go反応が要求されているのに対しサルが誤りを犯して運動反応をしなかった場合にはこうした発射活動の増加は見られず，逆にNo-go反応が要求されているのにサルがGo反応をしてしまったときには，発射活動の増加が見られたのである。それゆえS2提示後の，サルがまだ反応を行っていない時点ですでに，このタイプのニューロンの活動からサルが次にどのような反応をするのかを予測することができたわけである。いいかえれば，このタイプのニューロンの反映する刺激の意味とは，サルが「判断」した限りにおける刺激の意味であると言える。

このタイプのニューロンの活動が刺激の物理的特性には関係せず，その意味だけに関係することは，さらに図4-3Bによっても確認することができる。これはAで示したものと同じニューロンの活動を別の課題下で調べたものである。この課題ではS2としてパターン刺激の代わりにS1と同じく色刺激を用いており，S1とS2が等しいときにはGo反応，S1とS2が異なるときにはNo-go反応がサルに要求された。この課題下でも，このニューロンはS2がGo反応を指示しているときにのみ発射活動の増加を示した。なお，ここでは視覚刺激に関する刺激の意味をとらえるニューロンについてのみ述べたが，聴覚刺激についても刺激の意味をとらえるニューロンが前頭連合野にあること（Watanabe, 2002）が示されている。

刺激の意味と言う場合，その刺激が生体にどのような行動を要求しているのか，という「行動的意味」の他に「その刺激はどのような事象と結びつい

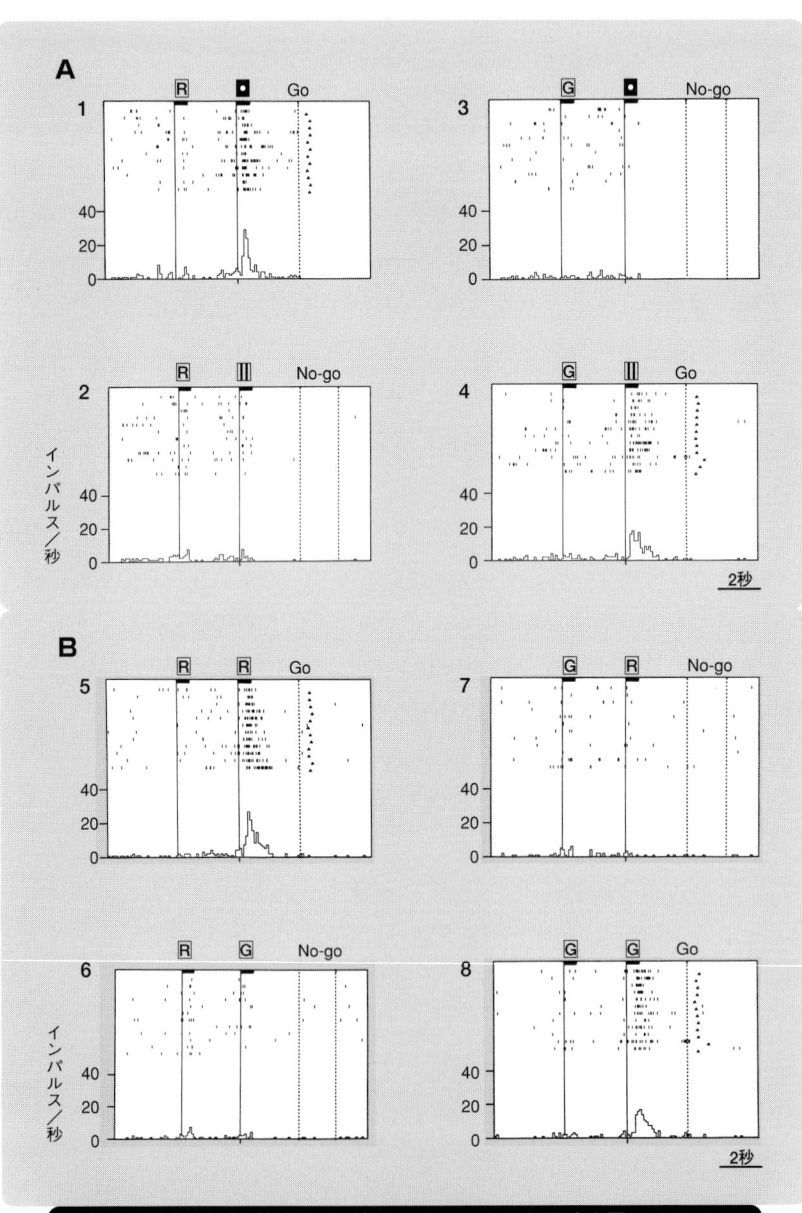

図4-3 刺激の意味（行動的意味）をとらえるサル前頭連合野ニューロン
（Watanabe, 1986aより改変）

ているのか」という刺激の「連合的意味」の2種類がある。前頭連合野ニューロンはこの「連合的意味」をとらえる働きもしていること，この働きは視覚と聴覚というモダリティを超えて行われることも明らかにされている（Watanabe, 1992；2002）。

▶ **反応抑制と前頭連合野ニューロン**

反応抑制に関係したニューロン活動は同じGo/No-go課題で調べられた。図4-4に示したニューロンはNo-go試行でのみ，遅延期間中とNo-go反応期間中に活動変化を示した。サルの手や腕のいろいろな部分から筋電図を記録しても，このニューロンが活動している期間には筋肉の活動が見られなかったことから，このニューロンはNo-goという，運動反応を積極的に抑制することに重要な役割を果たしているのではないかと考えられる。なお以前の研究では，運動反応に先だって，運動に向かって漸増的な活動変化を示すニューロンが多数見出されており，これらは「運動の準備」に関係すると考えられている。それに対し図4-4に示したニューロンは，運動反応の「抑制」の「準備」にも関係していると考えられる。

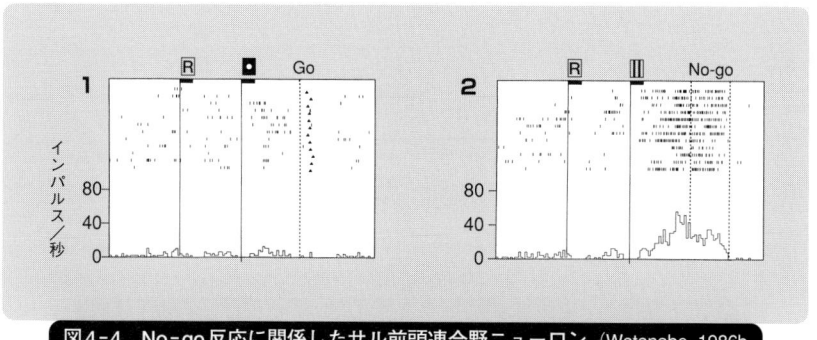

図4-4 No-go反応に関係したサル前頭連合野ニューロン（Watanabe, 1986bより改変）

▶ エラーをとらえる前頭連合野ニューロン

　サルの前頭連合野には，課題状況で反応が正しかったのか誤っていたのかをとらえる働きをするニューロンが見出される。**図4-5**に示すこのニューロンは同じGo/No-go課題下で調べられたものである。この図で上はGo試行の，下はNo-go試行の活動を示すが，黒丸がついた試行では，サルがその時点で誤りを犯したことを示している。Go試行では，中央の縦線で示す遅延終了シグナルから1秒（Goという文字の下の太い横線で示した期間）以内に運動反応をしなければならないのに，それをしなかった場合と，No-go試行ではシグナルから1.5秒間（No-goという文字の下の太い横線で示した期間）運動反応を抑制しなければならないのに，その間に運動反応をしてしまったときに，このニューロンは大きな活動変化を示した。このニューロンとは別に，正しい反応をして報酬をもらったときにのみ活動変化を示すニューロンも見出されており（Niki & Watanabe, 1979；Watanabe, 1989），こうしたニューロンは行った反応が正しかったのか，誤っていたのかをとらえ，結果を評価する役割をしていると考えられる。

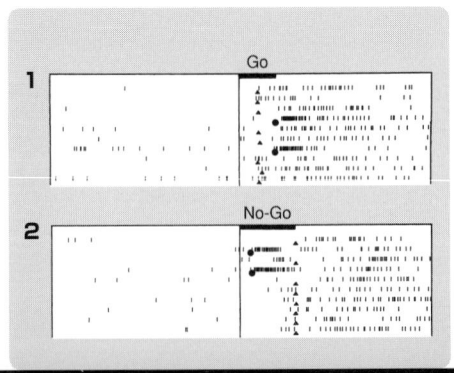

図4-5　エラーをとらえることに関係したサル前頭連合野ニューロン
（Watanabe, 1989より改変）

▶ 思考の脳メカニズムの研究を劇的に変えた非侵襲的脳機能測定法

　思考の脳研究に劇的といってよいほどインパクトを与えたのが「非侵襲的脳機能測定法」と呼ばれる最近開発された脳研究法である。それには，PET，fMRI，MEG，NIRS，TMSなどの略語で呼ばれるものがある。これらの新しい方法により，健常者が実際に思考しているときの脳の活動をとらえることができるようになり，思考研究はこの10～20年で大きく様変わりした。また，この10～20年でこれまでの損傷法では得られなかった数多くの知見が次々と得られるようになった。ここでは①非侵襲的脳機能測定法の各々についてその特徴を述べるとともに，②こうした測定法はそのすべてが未だ発展途上にあり，完成したものではないがゆえに多くの問題点を抱えていることを指摘し，③かつ得られた研究結果を解釈するときに注意すべき重要ないくつかの点を述べることにする。なお，過去50年以上に渡って使用されてきている「脳波」も「非侵襲的脳機能測定法」の一つであるが，この方法による思考の脳メカニズム研究で，最近では重要な貢献はなされていないので，ここでは取り扱わないことにする。なお非侵襲的脳機能測定法については宮内の優れたレビュー（1997）および川島（2002）の詳細な解説があるが，本章の記述に際しては著者（宮内氏）の了解を得た上で一部引用したことを付記したい。

▶ PET（陽電子断層装置；ポジトロン・エミッション・トモグラフィ（Positron Emission Tomography））

　PETは陽電子（ポジトロン）を出して崩壊するラジオアイソトープ（ポジトロン核種）で標識した放射性物質を生体に投与し，放射性物質から放射される陽電子が周囲の電子と結合するときに放射されるガンマ線を体の周囲にめぐらせた検出装置でとらえるものである。このようにしてとらえたものにつき，コンピュータ断層法の原理を使って元の陽電子の位置を正確に同定し，それを断層画像として表示するのである（図4-6）。

　PETの長所として挙げられ，他の方法ではできないこととして，ポジトロ

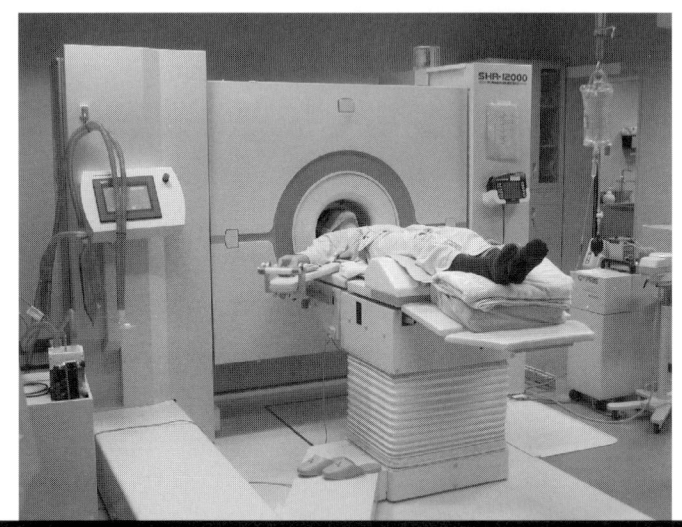

図4-6 PET装置（静岡県西部浜松医療センター・先端医療技術センター提供）

ン核種（^{15}O, ^{13}N, ^{11}C, ^{18}F等がある）を工夫することにより血流量，酸素・ブドウ糖の消費量，アミノ酸代謝量，神経受容体密度など種々の測定が可能なことがある。短所として挙げられる第1は，時間分解能の低いことである。ポジトロン核種に^{15}Oを用いた場合でも1回のスキャンに1～数分を要する。PETではその間の脳の代謝活動の時間的な総和しか測定できず，脳のダイナミックな活動を明らかにすることはできない。空間解像度は次に述べるfMRIより低く，数mm程度である。また体内に放射性物質を注入することから，完全な非侵襲とは言えず，同一の被験者を短期間に何度も測定することはできないという短所をもつ。

▶ **fMRI(機能的核磁気共鳴画像；functional Magnetic Resonance Imaging)**

fMRIは生体の内部構造を断層画像としてとらえることを可能とする構造的磁気共鳴画像（structural Magnetic Resonance Imaging；sMRI）と同じ機

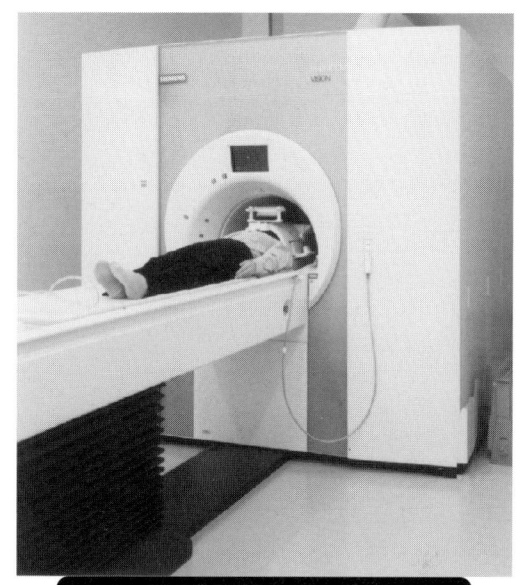

図4-7 MRI装置（情報通信研究機構提供）

械を用いて，構造ではなく，働き（機能）を調べるものである（**図4-7**）。fMRIの前にまず構造画像（sMRIあるいは単にMRI）を得る原理を説明しよう。

　生体を構成する常磁性（磁気を帯びやすい特性）の原子の中でもっとも多いのは水素原子である。水素原子のプロトン（陽子）は通常はバラバラの向きで回転している（スピン；**図4-8A**）が，一定の強度の磁場中に置かれると，磁場と同じ方向を向く（**図4-8B**）。この状態でプロトンの回転と等しい周波数の電磁波を与えると，核磁気共鳴（Magnetic Resonance）という現象が起き，プロトンが電磁波のエネルギーを吸収して，スピンの角度が変化する（**図4-8C**）。そこで電磁波を切ると，スピンは吸収されたエネルギーが電磁波（MR信号）として放出されるとともにふたたび元の方向に戻る（緩和；**図4-8D**）。MRIではここで放出される電磁波を外側に配置したコイルにより受信するわけである。緩和に要する時間は脳各部位の水素原子の量，

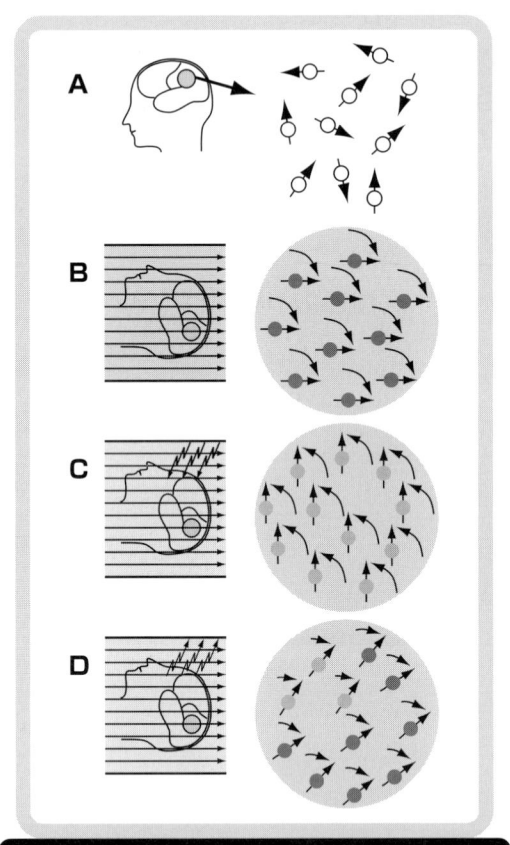

図4-8 MRIの原理（宮内，1997より許可を得て転載）

水素原子が他のどのような原子と結合しているかにより異なり，この差がMRIで得られるコントラストとなるのである。

　MRIの開発以前は脳の断層画像としてX線CTがもっぱら用いられていた。X線CTが使用されるようになったことにより，脳の外側から侵襲を与えることなく脳腫瘍や脳損傷の場所をとらえることができるようになり，神経内科や脳外科においてX線CTはなくてはならないものであった。MRI画像はこのX線CT画像をはるかに凌駕する鮮明さで脳の断層面を表示するもので，臨床面のみならず，脳科学全体に計り知れないほど大きな貢献をした。その

ためX線CTの開発者と同様，2003年のノーベル医学賞はこのMRI装置の開発者に与えられたのである。

このMRI装置が普及しつつあったときに，アメリカAT＆Tベル研究所の小川誠二（現在は濱野生命科学財団・小川脳機能研究所所長）は，この通常のMRI装置を用いながら，磁化率の変化に対してとくに鋭敏な撮像法を用いることにより，脳の「機能」が測定できることを世界で初めて明らかにした（Ogawa et al., 1992）。これが機能的MRI（f＝functional MRI）である。基本原理は，脳の局所的な活動に伴う血管内における血液の磁性の変化を利用して，血流量の変化を計測するというものである。血液中に含まれるヘモグロビンは酸素との結合状態によって磁性が変化する。すなわち，酸素分子と結合した酸素化ヘモグロビンは磁化しにくいのに対して，酸素分子を離した脱酸素化ヘモグロビンは磁化しやすい性質をもつ。したがって脱酸素化ヘモグロビンを含む血管の周囲では磁化率の違いが生じ，周囲の水素原子はこの磁化率の違いの影響を受けて各スピンの位相が早く乱れてMR信号が低下することになる。一方，脳に活動が起こると，酸素やブドウ糖が多量に必要となり，その部位の局所血流量は大幅に増加する。その結果酸素化ヘモグロビンを含んだ血液が多量に流入すると同時に脱酸素化ヘモグロビンが急速に灌流されることにより，活動部位における単位体積（ボクセルと呼ぶ）あたりの脱酸素化ヘモグロビンは減少する。その減少に伴い（図4-9），脱酸素化ヘモグロビンの磁化率の違いによる信号低下が弱められ，MR信号が増大することになる。これはBOLD（Blood Oxygen Level Dependent）効果と呼ばれ，fMRIではこの信号を利用しているわけである。

fMRIはPETのように放射線被爆の心配はなく，機能画像は，それを得るのに用いた同じMRI装置で得られる構造画像に容易に重ね合わせることができる。また空間分解能（1～2 mm）も時間分解能（1～2秒のオーダー）もPETより優れている。さらに放射線被爆の心配がないことから，同一人物で繰返し測定できるという点も長所の一つである。

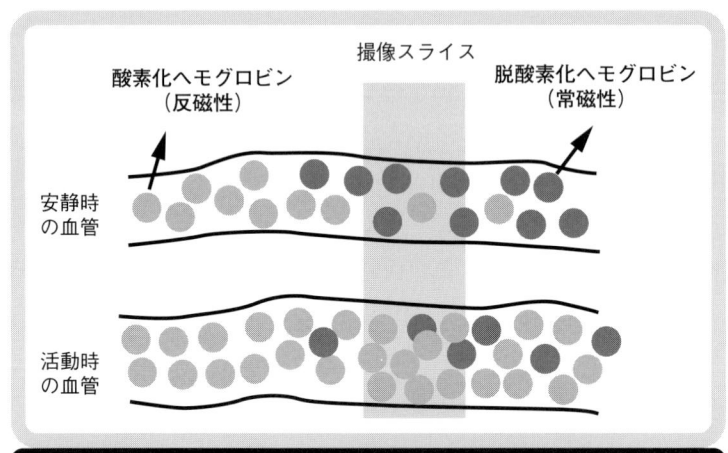

図4-9 fMRIの原理（BOLD効果）（宮内，1997より許可を得て転載。一部改変）

▶ MEG（脳磁波；Magnetoencephagraphy）

　脳磁波は脳内の電気的活動に伴って発生する磁場を記録するものである。電流が流れれば磁場が発生し，その分布は電流源の位置・強度・方向に応じて変化する。したがって，頭の周囲に多数のコイルを配置して磁場分布を測定すれば，元の電流源の位置・強度・方向を推定することが可能である。計測される磁場は，通常地磁気の1億分の1というきわめて微弱なものであり，MEGはこの磁場変動をコイルに発生する起電力として計測しようとするものである（図4-10）。MEGで記録しているのは，大脳皮質に存在する錐体細胞への興奮性シナプス入力によって引き起こされ，樹状突起内を流れる細胞内電流によって発生する磁界であると考えられている。微弱な磁気変化をとらえるためには，超電導量子干渉素子（Superconducting Quantum Interference Device；SQUID）を用いた磁気センサーシステムが広く用いられている。

　脳磁波の長所として第1に挙げられるのは，脳内の電気的活動に伴って発生する磁場を記録するだけなので，完全な安全性が保障されていることである。第2に，ミリセカンドオーダーのきわめて良好な時間分解能を有すると

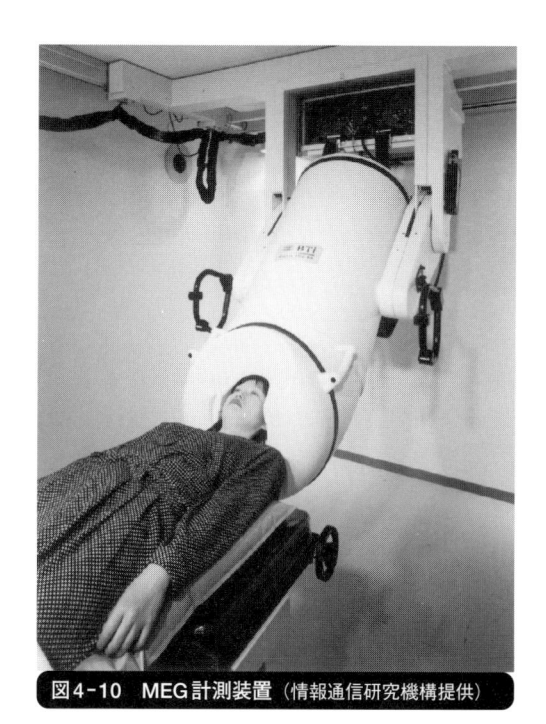

図4-10　MEG計測装置（情報通信研究機構提供）

いう特徴がある。脳波では脳脊髄液，頭蓋骨，皮膚などの導電率の違いから，その頭皮上分布が大きく歪んでしまい，正確な活動源の特定が困難であるのに対し，磁束はこのような導電率の違いによって歪められないため，脳磁波ではより正確な脳内の活動部位の推定が可能である。

　MEGの短所としてもっともクリティカルなのは，脳内の電流によって発生する磁束を頭蓋表面に平行なコイルによって計測しているため，コイルに対して垂直な磁場，すなわちコイル面に対して平行な電流源しか記録できないことである。つまり脳磁波で記録しているのは，「脳溝」内の灰白質に頭蓋表面と平行に並んでいる錐体細胞の活動であり，「脳回」にある神経細胞群の活動はコイルに対して平行な磁場のみを発生するので検出されず，脳活動のかなりの部分は測定対象にならないのである。

第2の問題点として，複数個の信号源を推定する手法が確立していないことが挙げられる．脳内のさまざまな領域が活動しており，それらの活動の総和として記録された磁場分布から，通常行われているように，たった1つだけの信号源を推定することの妥当性については多くの疑問がある．

　第3に，磁束密度は距離の2乗から3乗に反比例して低下するため，脳の深部の活動を記録することがかなり困難である点が挙げられる（ただ最近はこの点を克服する装置も開発されている）．

▶ 近赤外光血流計測（NIRS；Near Infrared Spectroscopy）

　近赤外光とは可視領域と赤外領域の間の，通常700〜3,000 nm（ナノメートル＝10^{-9}メートル）の波長の光を指す．可視光に比べて生体組織による散乱が少なく，吸収減衰も少ないため，良好な透過性を示す．酸素化ヘモグロビンと脱酸素化ヘモグロビンでは近赤外光領域での吸収スペクトルが異なっている．したがって生体を透過してきた近赤外光は，透過してきた部位における血中ヘモグロビンの酸化に関する情報を含んでいることになる．実際の測定では，2あるいは3波長の近赤外レーザ光を用い，生体を透過してきた各近赤外光をフォトダイオードで検出し，それぞれの波長の透過光量から酸素化ヘモグロビンと脱酸素化ヘモグロビンの濃度変化を算出する．

　近赤外光血流計測の長所として第1に挙げられるのは，被験者の頭部に光源となるレーザーダイオードと受光部のフォトダイオードを装着するだけで記録が可能であり，周囲からの電磁波ノイズの影響をほとんど受けないことである（図4-11）．したがって被験者を拘束することなく，比較的自然な状況下での測定が可能であり，PETやfMRI，MEGでの測定が困難な幼児での測定が可能である．また，PETやfMRI，MEGとの同時計測も容易である．fMRIやMEGに比べて，NIRSは価格・維持費が安い点も長所と言える．一方最大の短所は，空間分解能の低いことであり，おおよそ25 mm×25 mmというオーダーである．また脳深部の活動は検出できない．さらに，測定している現象がfMRIと同様に血流であるため，時間分解能はfMRIに近いもの

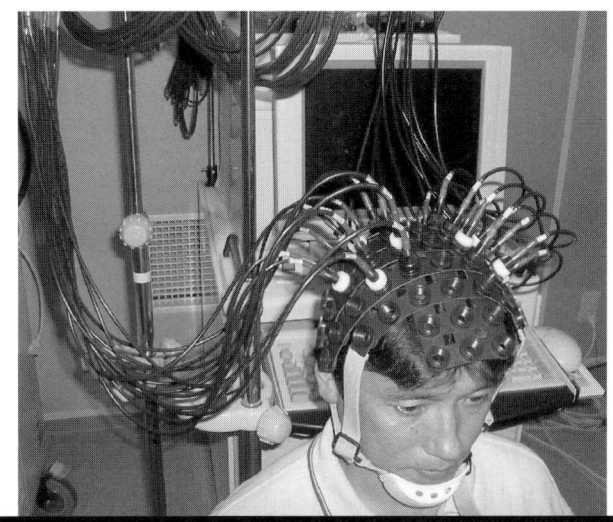

図4-11　近赤外線スペクトスコピー装置（情報通信研究機構提供）

である。

▶ **頭部磁気刺激**（Transcranial Magnetic Stimulation；TMS）

　これは1950年代に脳外科医のペンフィールドが，脳外科の手術の際に患者の脳のさまざまな部位を直接電気刺激し，患者の反応や言語報告を得た実験を，電気刺激ではなく「磁気刺激」を用いて健常者で非侵襲的に行うことを可能にするものである。

　方法は，大容量のコンデンサに蓄電しておいて，頭部に置いたコイルに瞬間的に大電流を流して急激な変動磁場（パルス磁場）を発生させ，脳に渦電流を誘導することによって脳を「電気刺激」するものである（図4-12）。この方法の特徴として，磁気は骨などによって減衰しないので，直接の電気刺激よりも脳の深部まで刺激できることや，直接の電気刺激法に比べて刺激時の痛みが少ない等の利点が挙げられる。種々の感覚刺激の提示中や特定の課題遂行中に磁気刺激を与えると，磁気刺激を与えた部位やタイミングに応じてさまざまな機能がブロックされることが報告されている。

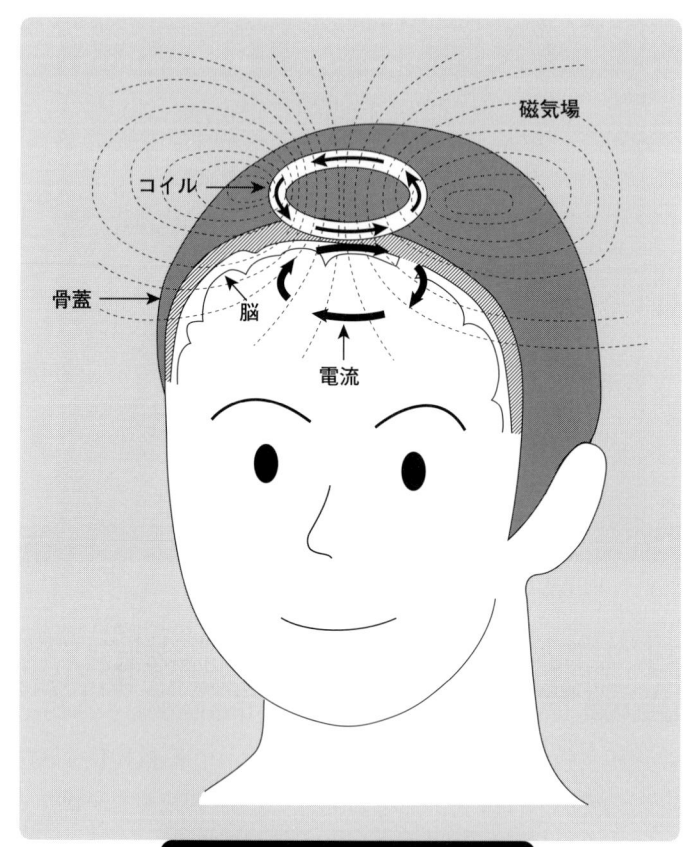

図4-12　経頭蓋磁気刺激法の説明図

　TMSの第1の欠点としては，空間分解能の低さが挙げられる。第2の欠点として，TMSは変動磁場による誘導電流であることから，コイルに近い部位がより強く刺激され，脳の深部だけを選択的に刺激することのできないことが挙げられる。第3の欠点とも言えるのは，頭部磁気刺激が絶対に安全であるという結論はまだ得られていないことである。

▶ 非侵襲的脳機能測定法の比較

　図4-13はチャーチランドとセイノウスキ（Churchland & Sejnowski, 1988）

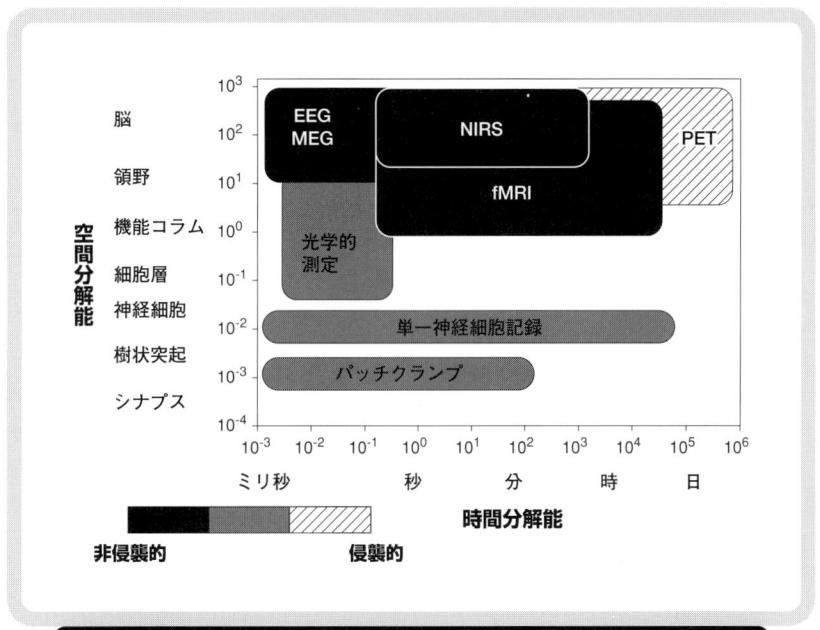

図4-13 脳機能の測定手段と，それらの時間，空間分解能および侵襲性
(Churchland & Sejnowski, 1988 および宮内, 1997 より)

にもとづいて種々の脳機能測定手段の時間分解能，空間分解能，侵襲性を比較したものである（宮内, 1997）。fMRIは空間分解能の面で，MEGは時間分解能の面で，非侵襲的な脳機能測定手段としてはもっとも優れた特性を持っている。

▶ ブロック法と事象関連法

脳波研究では「事象関連電位」（Event-related potential）がよく用いられる。刺激提示に伴う脳波変化には，刺激そのものに対する脳活動の他にいろいろなノイズが含まれており，1回だけの脳波変化では刺激提示に関係した脳活動をとらえることができない。そこで同じ刺激を何度も提示し，その時点からの脳波の電位変化を加算することにより，ノイズ成分（これは加算することによりゼロになると考えられる）を除去することにより得られるもの

が「事象関連電位」である。同じ方法はfMRI，MEG，NIRSでも用いられている。PETでは時間分解能の点でこの事象関連法が適応できない。

PETと20世紀中の多くのfMRI研究では「ブロック法」と呼ばれる研究方法が用いられた。そこでは注目している精神作業が含まれている課題と，その精神作業は含まれていないが，刺激や反応の点では等しくした課題，という2つの条件で被験者の脳活動を調べ，それを比較（引き算をする）ことにより，その精神作業に関係してどの脳部位がどのくらい活動したのかを調べるわけである。

それに対して21世紀に入ってからの多くのfMRI研究では事象関連法が用いられている。ブロック法ではある精神作業に伴う脳活動の変化が，刺激が与えられたときのものも，反応をするときのものも，考えているときのものもすべて含まれているが，事象関連法を用いれば，脳活動の大きな変化がどの時点で起こったのかまでとらえることができるのである。ただしfMRIシグナルは血流に支配されており，この変化は神経活動の変化から数秒の遅れがあることから，厳密な時間測定そのものはできない。同じことはやはりシグナルが血流に支配されるNIRSにも言える。MEGでは時間分解能が優れているため，神経活動とシグナルの間に遅れそのものはないが，シグナルそのものが先に述べたように脳表面の活動を反映していないという大きな欠点をもつ。

▶ 非侵襲的脳機能測定法の問題点

非侵襲的脳機能測定法には色々な種類のものがあり，空間分解能，時間分解能などにそれぞれ長所，短所をもつ。1つだけの方法で思考過程の脳メカニズムについて結論を導くような実験をすることは困難であることは，この分野の研究者の共通理解となっている。一方，われわれが雑誌論文等で目にする研究結果の多くは，1つだけの研究法で得られたものがほとんである。それにも関わらずこうした研究法から得られた結果から心的プロセス，思考プロセスについてかなり結論めいた考察がなされている。ここでは思考を中

心とした高次精神過程を非侵襲的研究法によりとらえるにあたり，測定法に焦点を絞りながらその問題点，注意点について述べてみたい。

▶ 非侵襲的脳機能測定法で見ているものは何か？

さまざまな非侵襲的脳機能測定法を紹介しながら述べたように，この方法で得られるものは脳の神経活動そのものではない。得られるのは，PETでは部位別脳血流量や部位別ブドウ糖代謝量であり，fMRIでも，酸素代謝や糖代謝に伴う部位別の血流の変化であり，MEGでは部位別の磁気活動である。つまり脳活動に「付随する現象」を測定しているわけであり，脳活動そのものであるニューロン活動を直接反映するものではない。ロゴセシス（Logothetis, N. K.）らの最近のサルでの脳電気活動とfMRIの同時測定の研究によれば，fMRI信号はむしろ一定の広がりを持った脳領域の電気活動の総体であるフィールド電位をよく反映しているとされる（Logothetis et al., 2001）。脳の血流量にせよ，酸素消費量にせよ，脳にある血管の走りに大きく影響されると考えられるが，データ解析においてそうした点は残念ながらあまり考慮されていない。

神経細胞には興奮性のものと抑制性のものがあることは広く知られている。神経細胞の興奮には多大のエネルギーを要することから，細胞のほとんどが興奮性のものであるなら，非侵襲的脳機能測定法により得られたものと神経活動はよく対応すると思われる。しかし神経活動を抑制するように働く抑制性細胞の活動にも多大のエネルギーを要するのである。理論的に言えば，興奮性と抑制性の細胞が拮抗的に働き，神経細胞レベルでは，活動はほとんどなくても，酸素やエネルギーを測定すれば大きな活動性が生じていることになる。

さらにfMRIに限った技術的問題として，副鼻腔付近において，生体とは磁化率の異なる空気の影響により，磁場の均一度が低下し，信号強度の低下や歪みが大きくなることが知られている。そのため，副鼻腔に近いとくに前頭葉の底部にある前頭眼窩野から得られる信号に関しては慎重な解釈が要求

される。そしてこれも技術的問題であるが，fMRI，MEGなどは動きによるノイズを非常に受けやすく，たとえば発話させるだけで脳の信号よりはるかに大きなノイズが生じることが知られている。

▶ 標準脳の問題

　非侵襲的脳機能測定法を用いる研究においては，個人差の問題を捨象するために多人数のデータを合わせて解析するという方法が一般に用いられている。

　多人数のデータを合わせて解析する上で問題となるのは，脳の個人差である。脳の大きさだけでなく，脳溝，脳回の走りには個人差が大きい。それを解決するために広く用いられているのがタライラッハの脳図譜（Talairach & Tournoux, 1988）と呼ばれるものである。どんな人の脳もこの図譜の「標準脳」に変換することにより，データを個体間で比較できるようにするのである。ここでは前交連と呼ばれる部分を原点（0, 0, 0）として，XY面はこの前交連と後交連を通る平面により規定する。Z軸はこのXY平面に直交したものがあてられる（図4-14）。

　標準脳を用いることにより，世界中で測定されたデータに関し，どのような精神作業時にはこの標準脳のどの部位で活動性の変化が見られたのかを個人差を超えて比較することができるようになった。ただこのタライラッハの図は1人の60歳のフランス人女性の死後脳を元に作成されているため，「標準脳」とすることの妥当性が問題となる。

　PETやfMRIによって得られたデータの解析法としては，SPM99（Stochastic Parametric Mapping 1999）あるいはヴァージョン・アップされたSPM2（Stochastic Parametric Mapping 2002）という，イギリス，ロンドンにあるWellcome Department of Cognitive Neurologyで開発され，無料で公開されているプログラムが現在世界でもっとも広く用いられている。このプログラムでは，カナダのモントリオールにあるMNI（Montreal Neurological Institute）が152人の若者のMRIデータを平均して得た画像を標準脳として

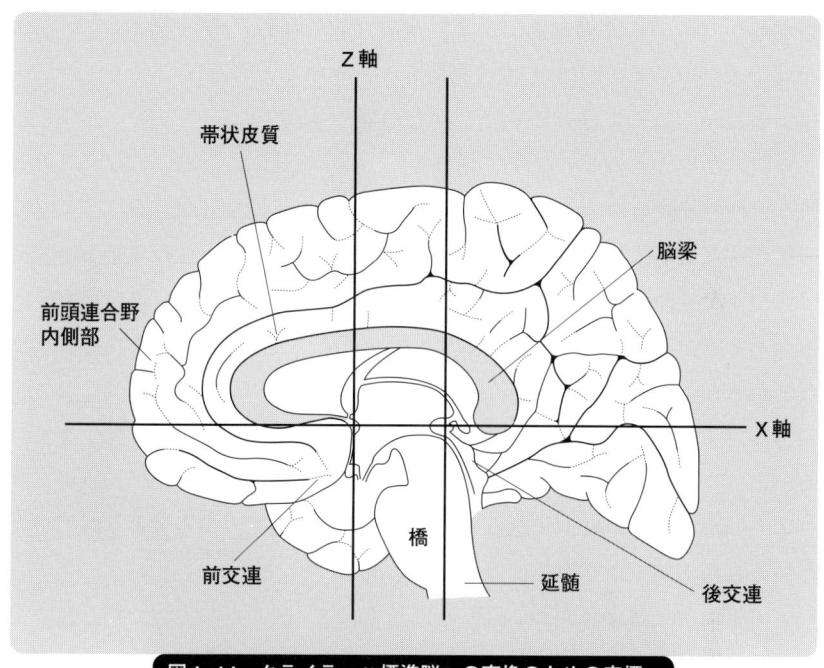

図4-14　タライラッハ標準脳への変換のための座標

用いている。そして，脳機能マッピングのデータを論文発表するときには，このMNI画像の座標にもとづいて表示するのが一般的になっている。

　しかし，こうした標準脳を用いることにはいくつかの問題点が指摘されている。まず標準化にはいくつかの方法があり，優劣はあるものの，どの方法を用いたとしても誤差（約15 mm程度）の生じるのが避けられないことである。それゆえ非侵襲的脳機能測定法を用いた研究において脳部位の機能差を問題にするときに，10 mm程度の部位差については問題にすること自体が適切ではない，ということになる。またタライラッハの図譜には，それぞれの座標に相当する部位にブロードマンの領野（5章**図5-8**参照）が割り当てられており，ほとんどの研究者がこれに従って，実験で得られた脳活動部位を命名している。しかし，図譜そのものにも断り書きがあるように，あくまで参照程度のものであり，しっかりした根拠があるわけではないことに注

意すべきである（MNI画像ではブロードマンの領野については命名がされていないため，多くの場合MNI画像をタライラッハの画像にもとづいて解釈するということが行われている。ただMNI画像脳はタライラッハのものより明らかに大きいなどの問題がある）。さらに細かいことになるが，タライラッハの脳図譜の元になった脳は矢状面（頭の前後軸方向の面）によって切断されたため，水平面，冠状断面（顔の正面に平行の面）の各断面の図譜は異なった脳から作成されている。そのため同じ座標にあるものを求めると，検索する断面によりブロードマンの領野で異なった部位が抽出されてしまうことがあるという問題もある。

　また，これはとくに日本の研究で問題になることであるが，タライラッハの図譜はフランス人女性を対象に作成されており，脳の前後軸の長さがフランス人に比して短い日本人の脳を標準化すると，西欧人の場合より誤差が大きいことも指摘されている。

　人の脳の個人差は避けようがないことであり，何らかの方法で折り合いをつけざるを得ない。一方，最近の非侵襲的研究では，個人個人のデータだけに注目し，ある精神作業をしたときに明らかに活性化する脳部位を各個人でまずとらえた上で，その部位が他の精神作業をしたときにはどのような活動を示すのかを調べる，というような試みもなされている。

▶ 実験計画とデータ解析における問題

　PETやfMRIで得られる数値は脳の活動の絶対値ではなく，脳内に入った放射能量や，磁場の強さなどの変数によって左右される相対値に過ぎない。つまり，活動の変化はすべてコントロールのときとの比較でしか意味を持たない。それゆえ，コントロールをどのようにとるのかが実験で得られたデータを解釈する上で決定的に重要な意味を持つ。

　PETやfMRIのデータは，心的過程にも足し算があてはまり，そのために引き算をすれば特定の心的過程を抽出できる，という前提のもとに解析が行われる。この前提は反応時間を分析する心理学実験ではよく用いられる方法

であるが実は証明することが困難であり，非侵襲的研究法で得られたデータは，「その前提が合っていれば」，という大きな仮定にもとづいていることに注意する必要がある。

　活動量の変化の大きさは，当然のことながら絶対値の変化ではなく，コントロールからどれほど統計的に変化が大きかったか，という観点から評価されるわけである。論文などでは活性化部位が白色，または黄色で表示される場合が多いが，これはあくまで統計でのp値の差にもとづくもので，活動の絶対量を反映したものではない。

　色々な非侵襲的測定法を用いた研究の結果を見れば容易に気づくことであるが，視覚1次野，運動野などの部位では，視覚刺激があるときとないとき，あるいは運動があるときとないときで，脳の活動は（fMRIでの測定の場合）1～2％のオーダーで変化する。一方，前頭連合野などの高次連合野では，精神作業に伴う活動量の変化が1桁以上小さいことが知られている。そのため，視覚野では1％の活動性の増加は統計的に有意ではないとして，図には表れてこないのに，前頭連合野では，時に0.1％の活動量の増加でも，有意な活動性の増加とされるのである。

　とくに思考の脳メカニズムを考える上では，感覚―運動野を調べるのと同じ方法論を用いて得られた結論をそのまま受け入れていいのかという問題がある。つまり，思考の非侵襲的研究の結果は，色々な仮定がもしも成り立ったとしたらそうした解釈も可能である，という程度に受け取るべきなのである。第Ⅱ部，第Ⅲ部ではこうした研究を数多く紹介することになるが，折に触れてその点については注意を喚起することにする。

II

思考を支える脳メカニズム

5 思考とワーキングメモリー

　ワーキングメモリーは「メモリー」の一つとされるが，記憶に限らず，広く認知，言語，イメージにも関係する概念であり，とりわけ思考には重要な役割を果たすと考えられている。そのためワーキングメモリーの研究は記憶を超えていろいろな領域で行われている。ここではワーキングメモリーという概念についてごく簡単に触れた後，ワーキングメモリーに関係したヒトの損傷事例，サルの破壊実験，サルのニューロン活動の研究，そしてヒトの非侵襲的研究について述べることにする。

▶ ワーキングメモリーとは

　ワーキングメモリーの概念はバッドレー（Baddeley, A.）のものに始まる。彼の定義によると，「ワーキングメモリーとは，言語理解，学習，推論といった複雑な認知課題の解決のために必要な情報（外から与えられたもの，あるいは記憶から呼び出したもの）を必要な時間だけアクティブに保持し，それにもとづいて情報の操作をする機構」とされ，そこには不必要になった情報をリセットするという過程も含まれる（Baddeley, 1986）。

　バッドレーによれば，ワーキングメモリーは1つの中央実行系と視空間メモ，エピソードバッファー，音韻ループという3つの従属システムからなるとされる（**図5-1**）（Baddeley, 2002）。つまり，出された刺激の内容を単に一時的に憶えておく（短期記憶）というだけではなく，刺激に関する情報や，過去の記憶から引き出した情報をアクティブに保持し，それにもとづき問題

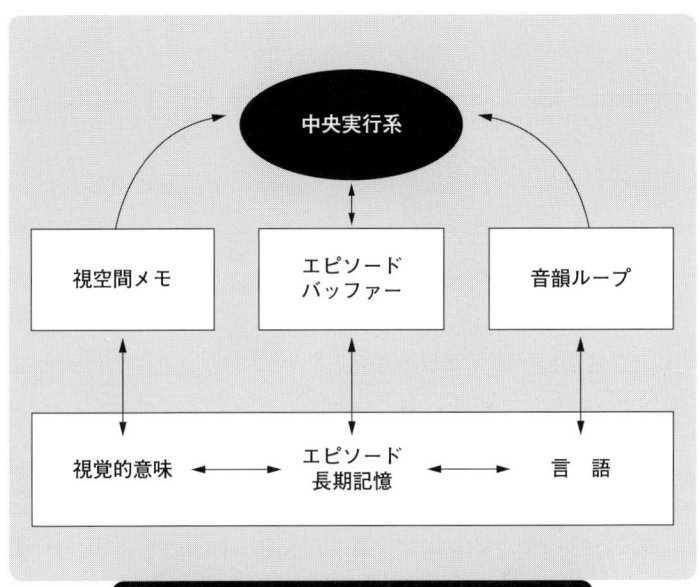

図5-1　バッドレーのワーキングメモリーモデル

解決のために情報を操作する，という過程が含まれるのである。バッドレーらは，従来の短期記憶，長期記憶という概念だけでは人の複雑な認知過程の記述，分析に不十分であるとして，このワーキングメモリーの概念を提示したわけである。このアイデアは多くの認知心理学者の共感を呼び，ワーキングメモリーに関係した研究は発達，言語，教育など多くの分野で行われるようになった。とりわけプラニングや推論などの「思考」の過程においては，いろいろな情報を頭の中に「表象」としてアクティブに保持し，操作する必要があり，ワーキングメモリーは思考に必須な基礎過程ということになる。

なお，バッドレーのワーキングメモリー概念はヒトの認知現象の分析，説明のために出された概念ではあるが，「課題解決に必要な情報のアクティブな保持と操作」，という過程は当然のことながら動物にも存在している。実際，これから述べるように，サルやネズミにおける一部の記憶課題はワーキングメモリー課題と呼ばれ，ワーキングメモリーの脳メカニズムを解明する

ために広く用いられている。とりわけよく用いられるのがサルの前頭連合野破壊で顕著な障害が見られる「遅延反応」課題である。この課題において，遅延期間中にはそれぞれの試行ごとに必要な情報（どこに手がかりが提示されたか）を「アクティブ」に保持するとともに，その情報にもとづいてどのような反応をすべきかという意思決定をし，反応後にはその情報を積極的にリセットする，という「操作」過程が要求される。その意味でこの課題はワーキングメモリー課題と呼ばれるのである。

▶ ワーキングメモリーはメモリーか？

ワーキングメモリーの概念は多くの認知心理学者に受け入れられたが，一方で，情報の「操作」を含むような心理過程を「メモリー」と呼ぶことに対する批判も当然のことながらなされてきた。ワーキングメモリーは記憶ではあるが，記憶以外のものも含むとすれば，それを記憶と呼ぶのは適切とは言えない，という批判である。とくに中央実行系のようなシステムを「メモリー」に含めたために混乱を引き起こしたという批判も多い。また，その構造についても，従属システムはこの3つが必要十分か，という指摘もある。ちなみにバッドレーのオリジナルのモデルにはエピソード・バッファーは含まれていない。これまでのさまざまな研究の中で，ワーキングメモリーの機能には絶えず行われる（言語的，視空間的どちらの情報についても）長期記憶からの検索に対応するシステムが必要であると指摘されていた。そこでバッドレーはこの3番目の従属システムを導入したわけである。改訂されたバッドレーのワーキングメモリーモデルでもまだ説明できない現象が多数あり，従属システムはさらに増えることになるかもしれない。

▶ ワーキングメモリーに関係したヒトにおける損傷研究

ヒトでワーキングメモリー課題の障害がもっとも顕著に見られるのは前頭連合野の損傷によるものである。先にも述べたように，サルでは前頭連合野の破壊により，ワーキングメモリー課題である（空間的）遅延反応，遅延交

替反応の障害が普遍的に見られる。ところが従来の研究ではヒトに遅延反応の障害はない，とされてきた。しかし，条件を厳密に実験してみると，前頭連合野損傷患者には確かに遅延反応の障害は見られるという報告が1986年になされている（Freedman et al., 1986）。

　ヒトで用いられるワーキングメモリー課題の典型の一つに，「n―バック課題」と呼ばれるものがある（図5-2）。この課題では一定間隔をおいて次々に刺激が提示されるが，被験者はそれぞれの刺激が提示されるたびに，それがn個前のものと同じか違うかの判断をすることを求められる。nが3の場合を例にとると，刺激が提示されて比較が終わった時点では3個前のものを忘れ去り（リセットし），2個前と1個前に提示された刺激を「保持」しつつ，提示されたばかりの刺激を新たに頭の中に入れるという「操作」を繰り返すことを要求される。1―バック課題は容易であるが，2―バック課題はやや困難となり，3―バック課題になると正解を続けることはかなり困難となる。前頭連合野損傷患者はこの課題で著しい障害を示す（Owen et al., 1990）。

　2章で紹介した「自己順序づけ課題」もワーキングメモリー課題の一つである。これは，6から12個の単語や絵について，被験者に「自分で決めた順序」に従って，刺激項目すべてにつき各カードで各1つの刺激を，それぞれ各1度だけ指差ししていくことを求める課題である（図2-6参照）（Milner & Petrides, 1984）。前頭連合野損傷患者はこの課題の遂行にも障害を示す。この障害は，「どの刺激をすでに指差し終え，どの刺激はまだ指差ししていないのか」という内容の「保持」や，指差しするごとに内容を更新するという「操作」というワーキングメモリーに関係した障害とともに，「最初に自分で順序を決める」というプログラミングの障害にも関係していると考えられている。

　前頭連合野損傷の有無を調べるためにもっとも広く普及しているテストに「ウィスコンシン・カード分類テスト」(Wisconsin Card Sorting Task；WCST)と呼ばれるものがある（図5-3）。これは，図のように色（赤，緑，黄，青），

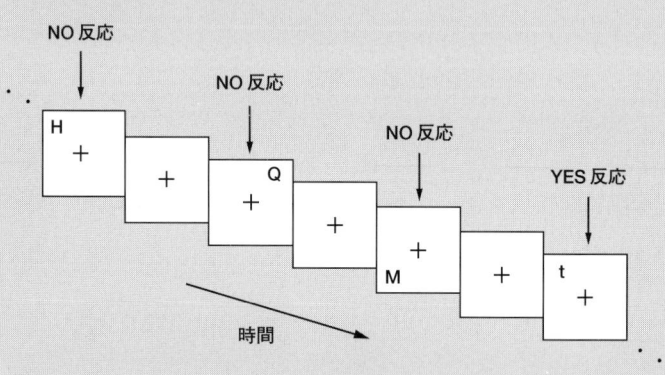

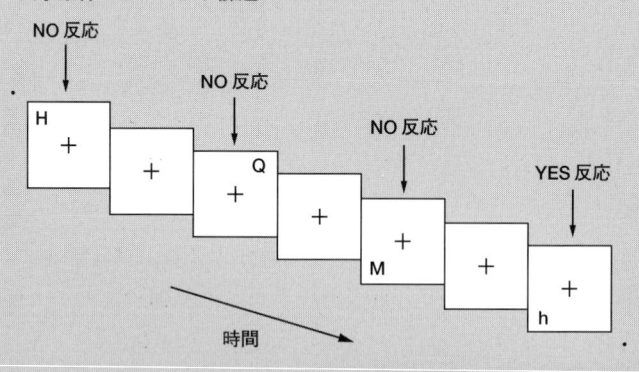

図5-2 n—バック課題(Smith et al., 1996より改変)

(ここではn=3)。A；位置条件。B；文字条件。ともに同じ刺激系列が用いられる。被験者が画面中央の注視点(十字)を見つめていると、一定時間間隔をおいてスクリーンのいろいろな場所にアルファベットが1文字提示される。文字は大文字の場合も小文字の場合もある。被験者はAでは提示された刺激の文字の違いは無視して、その位置が3つ前と同じかどうかを答え、Bでは位置は無視して(かつ大文字と小文字の区別も無視して)その文字が3つ前のものと同じかどうかを答える。

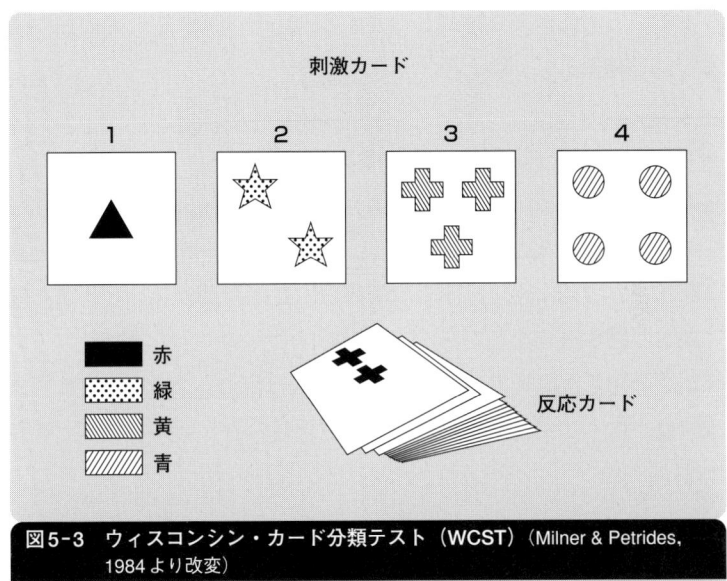

図5-3 ウィスコンシン・カード分類テスト（WCST）（Milner & Petrides, 1984より改変）

被験者は選択カードを「色」か「数」か「形」のどれかの次元で分類することを求められる。

形（三角，星，十字，丸），数（1, 2, 3, 4）がそれぞれ違う128枚のカードを，1枚ずつ「色」か「形」か「数」のどれか1つを基準に分類していくというものである。被験者は分類の基準については教えられないため，自分の反応に対する正誤のフィードバックを手がかりに反応しなければならない。この課題では，正答が10回続くと被験者に知らせずに突然分類の基準を変化させる。被験者はフィードバックに従って新しい分類基準を見出し，それにもとづいて反応しなければならない。

　この課題は，分類基準を必要に応じて更新するという「操作」をしながら頭の中にそれを「表象」として「保持」し続けなければならない，という意味でワーキングメモリー課題の一つとされる。前頭連合野に損傷のある患者は，分類の基準が変わっても，いつまでも前の基準に固執する傾向を示し，この課題の遂行に障害を示す（Milner & Petrides, 1984）。この障害はワーキングメモリーの障害とともに，反応基準をスイッチしたり，すでに有効では

なくなっている反応傾向を抑制したりするという，前頭連合野の他の高次機能の障害にも関係していると考えられている。

▶ ワーキングメモリーに関係した動物の破壊実験

　サルの破壊実験では，先に述べたように空間的遅延反応，遅延交替反応においてもっとも顕著な障害が見られる。サルで試みられる他のワーキングメモリー課題としては，遅延見本合わせ課題，遅延非見本合わせ課題，自己順序づけ課題（図5-4）などがある。最近ではサルにウィスコンシン・カード分類課題を訓練した研究もある（Mansouri & Tanaka, 2002）。前頭連合野破壊ザルでは，こうしたワーキングメモリー課題の遂行は押しなべて障害を受ける。

　なお，ラットやマウスなどのネズミで用いられるワーキングメモリー課題についてもここで少し触れておこう。ネズミによく用いられる学習課題に8方向迷路（図5-5）がある。この課題では，最初は8方向の腕のそれぞれの終端にある餌箱のすべてに餌が入れてある。ネズミは自由に走り回り，その餌を食べることができる。ここでネズミがもっとも効率的に餌を得るには，8つの腕のそれぞれに1回だけ入ることが求められる。ネズミはこうした迷路課題を得意としており，数回の訓練でこの課題をマスターする。面白いことに，ネズミは右回り，あるいは左回りに順番に各腕を訪れる，ということはせず，各試行ごとに人から見ると理解しがたいようなランダムな順序で各腕を訪れる。この課題でネズミは，どの腕はすでに訪れたか，どの腕は訪れていないのかを，各腕を訪問するたびに更新して記憶する必要がある。この記憶はバッドレーの定義によればワーキングメモリーと言えるが，バッドレー自身はなぜかこれは自分の言うワーキングメモリーではなく，むしろネズミの行動は長期記憶に支配されている，と主張している（Baddeley, 1992）。このバッドレーの主張は理解しがたいものである。なお，ネズミを使った研究者たちはバッドレーの主張を知ってか知らずか，8方向迷路課題はワーキングメモリー課題である，として議論をしている。ちなみにネズミでは前頭

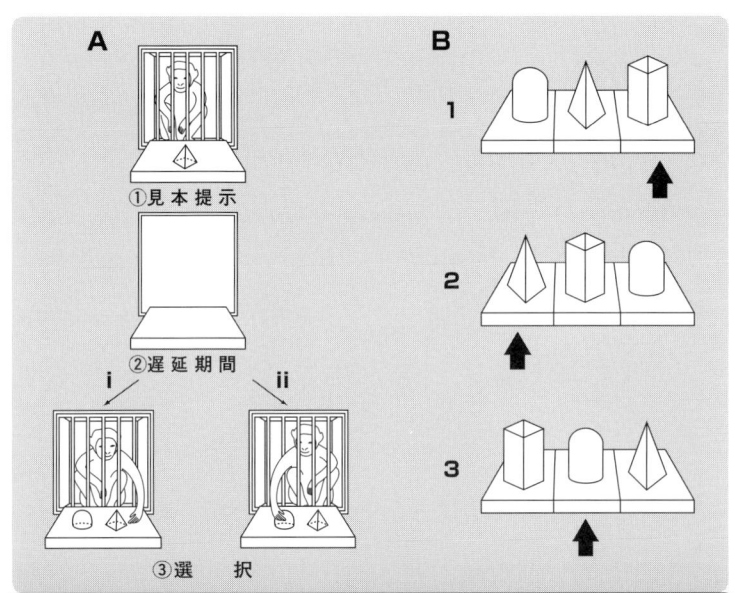

図5-4 サルにおける遅延見本合わせ課題と遅延非見本合わせ課題（A）および自己順序づけ課題（B）（Petrides, 1995より改変）

A；見本として提示されたものを憶えていて，遅延期間終了後に見本と同じものを選べば，その下にあるエサを得ることができるのは「遅延見本合わせ」（i）であり，見本と異なるものを選べばエサが得られるのが「遅延非見本合わせ」（ii）である。なお，選択時の見本は左右ランダムに提示される。
B；試行の始まる前には，3つの物体の下にそれぞれエサが入れられている。3つの物体は試行ごとにランダムな位置に置かれる。サルは最初（1）3つのうちの任意の1つを取り上げると，その下にエサを見つけることができる。（2）次に3つの物体は（1）とは異なった位置に置かれる。サルは（1）で選んだ物体は避け，その他の2つの物体のどちらかを選んで取り上げると，その下にエサを見つけることができる。（3）次に3つの物体は（2）とは異なった位置に置かれる。サルは（1），（2），で選んだ物体を避け，これまで選ばなかった物体を取り上げると，その下にエサを見つけることができる。たとえばサルが矢印のように選び続ければ正解となる。

連合野はほとんど発達していないが，この8方向迷路課題の学習にもっとも重要な役割を果たすのは海馬であることが示されている（Olton, 1979）。

▶ **ワーキングメモリーに関係したサルの前頭連合野ニューロン活動**

サルの前頭連合野破壊ではっきりした障害が始めて見出されたのが遅延反

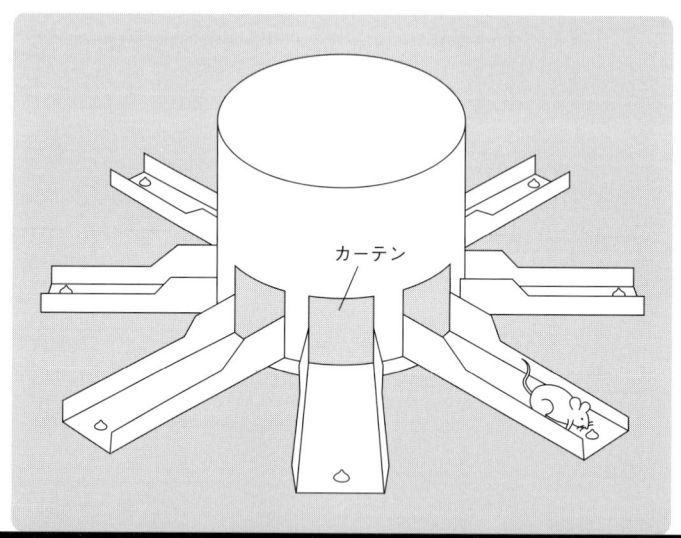

図5-5 8方向迷路課題
中心の台から8本の腕が放射状に出ており、それぞれの腕の先端には、1個の小さなエサが置いてある。ネズミは自由な順序でそれぞれの腕を訪れ、そこにあるエサを食べることができる。

応課題においてであることはすでに述べたが，前頭連合野のニューロン活動の研究はこの遅延反応，あるいは遅延交替反応課題において始まった。これらの課題下では遅延期間中に活動の上昇を示すニューロンのあることが1971年に始めて見出され（Kubota & Niki, 1971 ; Fuster, 1971），次いでこれらの課題における右の試行と左の試行で遅延期間中に異なった活動を示すもののあることも明らかにされた（Niki, 1974 ; Kubota et al., 1974）。こうした左右の試行で遅延期間中に異なった活動を示すニューロンは，「課題解決に必要なワーキングメモリー情報をアクティブに保持する」という役割を果たしていると考えられる。

1980年代の終わりごろには，サルに手を使って反応させるタイプの遅延反応に代わって，眼を動かすことによって反応させるタイプの遅延反応においても前頭連合野のニューロン活動が調べられるようになった（Funahashi et al., 1989)。この課題を用いた前頭連合野ニューロンの活動については，本書収載の「ライブラリ脳の世紀」第7巻『記憶と脳』に船橋の詳しい記述がある。眼球運動を利用した遅延反応課題においても，手がかり刺激の違いに依存して，遅延期間中に異なった活動を示すワーキングメモリーニューロンが多数見出されている。

　こうした遅延反応課題においてワーキングメモリーを担う（空間的位置情報を遅延期間中に保持する）ニューロンは，手がかり刺激が出た場所を憶えることに関係しているのか，それともこれから反応しようとする場所を憶えることに関係しているのであろうか？　前者の記憶は「遡及的記憶」（retrospective memory），後者の記憶は「予期的記憶」（prospective memory）とも呼ばれる。通常の遅延反応課題においては，手がかりの出された場所と，これから反応しようとする場所は等しいために，遅延期間中の活動がどちらに関係しているのかを決めることができない。しかし，それを分離するような実験デザインを組めば決めることができる。たとえば刺激が上に出たら右に，下に出たら左に反応する，というような課題（Niki & Watanabe, 1976）にしたり，刺激が右に出たら左に，左に出たら右に反応する，というような課題（Funahashi et al., 1993）で調べてみると，サルの前頭連合野にはどちらの記憶に関係するニューロンもあることが明らかになった。ちなみに，その割合は遡及的記憶に関係するものが約3分の2，予期的記憶に関係するものが約3分の1である。

▶ ワーキングメモリーに関係したサル前頭連合野内の機能分化

　ワーキングメモリー課題を用いた研究の中で，前頭連合野内にはワーキングメモリーに関係して機能分化があるのではないかという考えが提唱されている。従来の破壊実験において，サル前頭連合野の背外側部を破壊すると，空間的遅延反応には著しい障害が出るものの，物体や図形を見本として用いる遅延見本合わせ課題の障害は小さいこと，一方腹外側部にある下膨隆部を破壊すると，空間的遅延反応の障害は小さく，物体や図形を用いた遅延見本

合わせ課題に大きな障害が見られることが示されている（Passingham, 1975；Mishkin & Manning, 1978）。

　ゴールドマン=ラキーチ（Goldman-Rakic, P.）の研究室では，前頭連合野内の機能分化に関してニューロン活動を調べることによって取り組んだ。彼女らはサルに「空間的手がかりによる遅延反応課題」と，「視覚パターン手がかりによる遅延反応課題」を訓練した上で，前頭連合野からニューロン活動を記録した（Wilson et al., 1993）。「空間的手がかりによる遅延反応課題」は，反応の方向が位置刺激により示されるという典型的な遅延反応課題である。それに対して「視覚パターン手がかりによる遅延反応課題」は，手がかりとして刺激が右か左に出されるのではなく，視覚パターンが中央に提示される。たとえば「丸」パターンは右に，「三角」パターンは左にサルが反応することを求める手がかり刺激となる。この両課題下でニューロン活動を記録したところ，「空間的遅延反応課題」下で「空間的ワーキングメモリー」を担う（遅延期間中に左右の試行で異なった活動を示す）ニューロンのほとんどが，前頭連合野「背外側部」の「主溝部」で記録された。一方，「パターン遅延反応」課題で「パターンの違いを反映したワーキングメモリー」を担うニューロンのほとんどは，「腹外側部」の「下膨隆部」（図5-6）で見出された。

　視覚情報処理の脳メカニズムの研究では，視覚情報のうちの「位置，運動」に関するものは視覚1次野から頭頂連合野に至る「背側ルート」で，「色，形」に関するものは視覚1次野から下側頭連合野に至る「腹側ルート」でというように別々に処理されることが明らかになっている（Ungerleider & Mishkin, 1982）。ゴールドマン=ラキーチらの研究は，この2つの流れが前頭連合野に至り，異なった種類の「ワーキングメモリー」を担うという形で処理が進んでいることを示したもので，この結果は視覚情報処理の観点からも大いに注目を浴びた（図5-7）。

　一方，その後のサルの破壊実験では，前頭連合野の腹外側部（下膨隆部）を破壊してもワーキングメモリー課題の一つであるパターンに関する「遅延

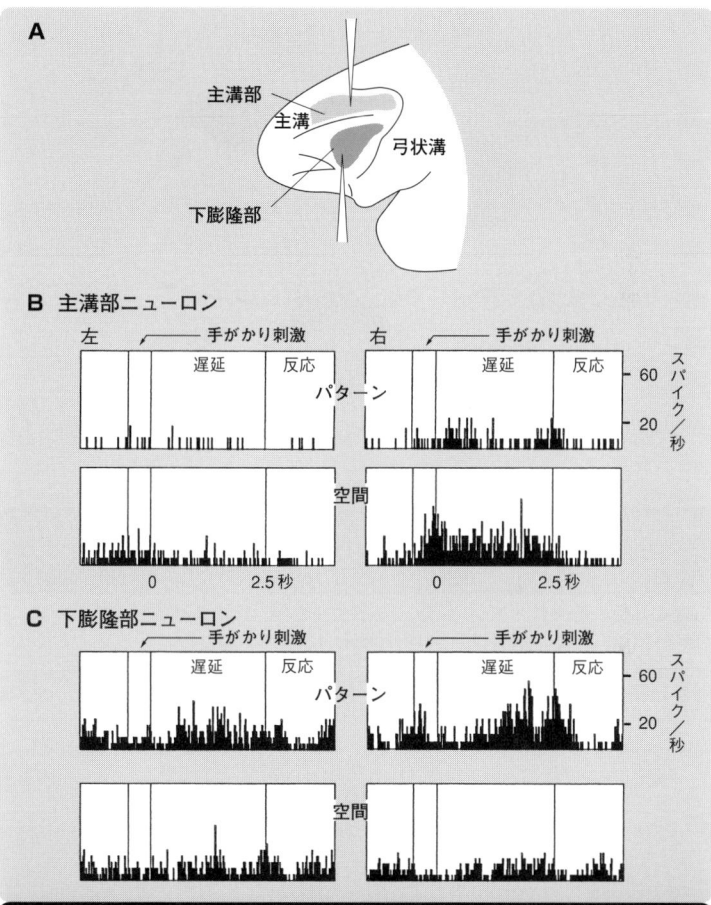

図5-6 前頭連合野の背外側部（主溝部）と腹外側部（下膨隆部）のワーキングメモリーに関する機能分化仮説（Wilson et al., 1993 より改変）

A；前頭連合野の背外側部（主溝部）と腹外側部（下膨隆部）のおおよその位置。B；空間情報に関するワーキングメモリーを保持する主溝部ニューロン。C；パターン情報に関するワーキングメモリーを保持する下膨隆部ニューロン。サルは空間的遅延反応課題とパターンにもとづく遅延反応課題を訓練され，前頭連合野の背外側部（主溝部）と，腹外側部（下膨隆部）からニューロン活動が記録された。主溝部ニューロンのほとんどは，空間的手がかりの違いを反映して異なった遅延活動を示したが，パターンの違いによって異なった遅延活動は示さなかった（B）。一方，下膨隆部ニューロンのほとんどは，空間的手がかりの違いを反映して異なった遅延活動を示すことはなかったが，パターンの違いにもとづいて異なった遅延活動を示した（C）。

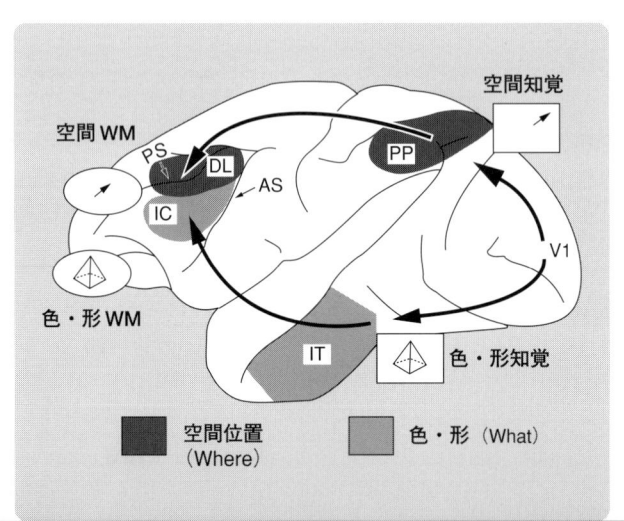

図5-7 視覚情報処理の2つの流れと，前頭連合野におけるワーキングメモリーの機能分化に関するゴールドマン=ラキーチらの説（Wilson et al., 1993 より改変）

WM；ワーキングメモリー，V1；視覚1次野，IT；下側頭連合野，PP；頭頂連合野，DL；前頭連合野背外側部，IC；前頭連合野腹外側部（下膨隆部），PS；主溝，AS；弓状溝．

見本合わせ課題」で障害は見られないという報告（Rushworth et al., 1997）もあり，この結果はゴールドマン=ラキーチらのニューロン活動のデータと一致しない。またマサチューセッツ工科大学グループのサルにおけるニューロン活動の研究では，「空間的」ワーキングメモリーを担うニューロンも，「色・形」ワーキングメモリーを担うニューロンも，前頭連合野の背外側部と腹外側部の間でその分布に差は見られず，どちらの部位にも「空間的」と「色・形」の両情報を統合したワーキングメモリーに関係するようなニューロンが多数見られるとするデータが示されている（Rao et al., 1997）。ゴールドマン=ラキーチらの研究では，31個という少ない数のニューロンの記録で結論を出しているところから，彼女らの結果にはサンプリング・バイアスがある可能性も指摘されている。なお，ゴールドマン=ラキーチらはその後の研究で，前頭連合野の腹外側部では物体刺激に，背外側部では空間刺激にそ

れぞれ応答するニューロンがより多く見られることを報告しているが，これはワーキングメモリーの保持ではなく，刺激認知にもとづく機能分化ということになる（O'Scalaidhe et al., 1999）。

またペトライデス（Petrides, 1996）らは破壊実験にもとづいて，サル前頭連合野の外側部では，ワーキングメモリーに関する「記憶内容」（空間対物体）にもとづいた機能分化があるのではなく，「処理内容」にもとづいた分化が見られるという考えを提唱している。それによると，前頭連合野の腹外側部はワーキングメモリーの（記憶内容に関わらず）「保持」を担い，背外側部はその保持された情報にもとづく「操作，処理」を行う，とされる。

▶ サル頭頂連合野，下側頭連合野におけるワーキングメモリー関連活動

ワーキングメモリーに関係した遅延期間中の活動は，前頭連合野のみで見られるのではないことに注意する必要がある。サル頭頂連合野には，前頭連合野で見られるのときわめて類似した空間的ワーキングメモリーニューロンが見出される（Chafee et al., 1998 ; Constantinidis & Steinmetz, 1996）。サル下側頭連合野にも，遅延見本合わせ課題において，見本刺激の違いにより遅延期間中に異なった活動を示すものが見出される（Fuster, 1982 ; Miyashita & Chang, 1988）。しかし，こうした後連合野におけるワーキングメモリー関連活動と，前頭連合野におけるものには質的に違いも見られる。すなわち，後連合野ニューロンにおいては，遅延期間中に妨害刺激が提示されると，保持すべき情報に関係した活動は失われてしまう。それに対し前頭連合野ニューロンは，妨害刺激があっても，保持すべき情報を遅延期間中は保持し続けることができるのである（Miller et al., 1996）。

ところでワーキングメモリーに関係してサル前頭連合野ニューロンの活動を調べる研究では，もっぱら遅延期間中の「保持」過程に関係した活動が調べられ，「中央実行系」に関してはほとんど調べられていない。ニューロンのレベルで，どのような活動が現れれば中央実行系の機能を反映していると言えるのかについては，中央実行系という概念そのものの不十分性から研究

者の意見は必ずしも一致していない。ただ4章でも触れたように，反応の後に活動変化を示すようなニューロン（報酬の強化ニューロン，エラーニューロンなど）も見出されており（Watanabe, 1989），これらのニューロンの活動は，情報の保持に関係した活動（遅延活動）の停止と同期して現れることから，「不要になった情報のリセット」という中央実行系的な働きに関係している可能性が考えられる。さらに6章で詳しく紹介するように，前頭連合野には，ワーキングメモリー課題の「課題の違い」（異なった種類の手がかりが用いられる，あるいは遅延見本合わせと遅延非見本合わせが時々交替して与えられる，あるいは異なった報酬が用いられる）に関する文脈情報をモニターしていると考えられるニューロンも見出されており，こうしたニューロンも「文脈にもとづいた操作を担う」という意味で中央実行系の働きを担っていると考えていいのかもしれない（Wallis et al., 2000；Sakagami & Niki, 1995；Watanabe et al., 2002）。

▶ ワーキングメモリーに関するヒトの非侵襲的研究

　非侵襲的研究法が開発された当初は，知覚や運動に関係して脳のどの部位が活動するのかを調べる試みが主に行われた。やがて高次な認知活動に関係して，脳のどの部位が活動しているのかを調べる研究にも多くの研究者が携わるようになった。ワーキングメモリーはその中でももっとも多くの研究者が目を向けた研究対象である。初期のPET研究においてベイカーら（Baker et al., 1996）は，サルでよく用いられている空間的な「遅延反応課題」を人が行っているときに，前頭連合野の背外側部（ブロードマンの領野の46, 9野，BA46, 9と表記。ブロードマンの領野は図5-8参照）と腹外側部（BA44, 45），頭頂連合野（BA7, 40），視覚前野（BA19），帯状回前部（BA32, 24），運動前野（BA6）に活性化の見られることを示した。形を憶えることを要求される「遅延見本合わせ課題」では，前頭連合野の背外側部と腹外側部，頭頂連合野とともに側頭連合野下部（BA20），補足運動野（BA6）で活性化が見られた。

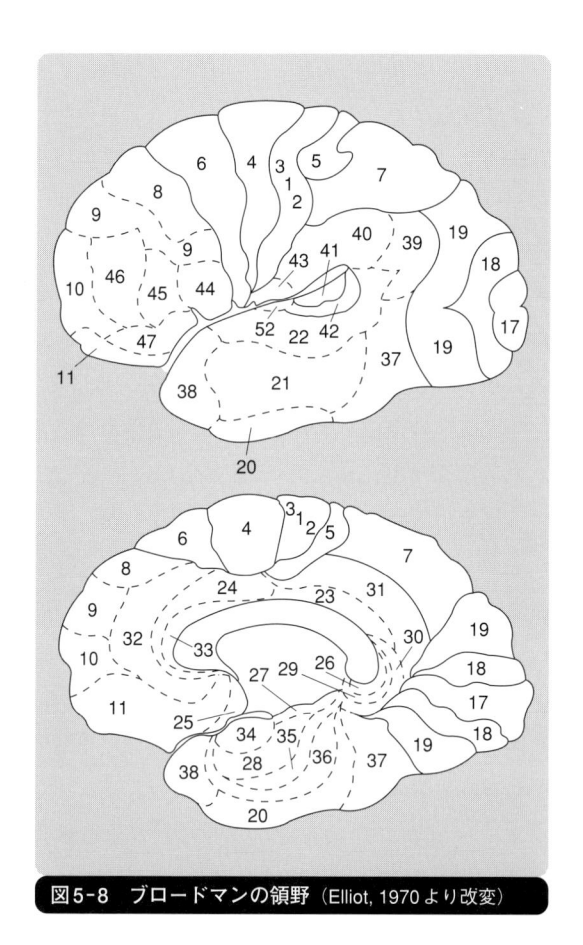

図5-8 ブロードマンの領野（Elliot, 1970より改変）

　ペトライデスらのPET研究では，「自分で決めたランダムな順序（自己順序づけ課題）」または「実験者から与えられた順序」に従って，1から10までの数を被験者が一定のペースで言うときの活動が調べられた。単に1から10までを順唱する条件における脳活動と比較して，自分で決めた順序であれ，実験者から与えられた順序であれ，ランダムな数字列をワーキングメモリーとして保持する必要のある条件では，前頭連合野の背外側部（BA9, 46）で活性化が見られた（Petrides et al., 1993）。なお自己順序づけ条件では，言うべき順序が実験者から与えられる条件と比較して，「すでに言った数字は

何であるのか」について次々に「更新」しながらワーキングメモリーとして保持し続けなければならない。その意味でより大きな負荷が被験者にかかっているが，背外側部では両条件で活動性に差は見られなかった。しかし前頭連合野の一番前に位置する前頭極（BA10）では，自己順序づけ条件でより大きな活動が見られた。

　次にn—バック課題下で調べたスミスらの研究（Smith et al., 1996）を紹介しよう。実験では図5-2で示したように，ディスプレイ上に一定時間間隔をおいて次々に刺激が提示された（Aは位置条件，Bは文字条件）。被験者は，位置条件では文字の違いを無視して，文字条件では位置の違いを無視して，提示された刺激が「3」（n＝3）つ前のものと同じ場合にはYES反応を，異なっている場合はNO反応をするよう要求された。ワーキングメモリーを要求されないコントロール課題下と比較すると，「位置条件」では，前頭連合野背外側部（BA46, 9, 10），運動前野と補足運動野（BA6），頭頂連合野（BA7, 40）において，「文字条件」では，ブローカの言語野（左半球のBA44, 45），前頭連合野背外側部（BA46, 9, 10），頭頂連合野（BA7, 40）と小脳において活性化が見られた。なお，位置条件では右半球で，文字条件では左半球で，それぞれより大きな活性化が見られた。

　ワーキングメモリー課題に関係させたほとんどの非侵襲的研究において，前頭連合野のとくに背外側部（主にBA46, 9）で活性化が見られている。一方で，前頭連合野とともに頭頂連合野を中心とした他の脳部位の活性化も必ずといっていいほど報告されている。これは，ワーキングメモリーが前頭連合野と，頭頂連合野を中心とした他の脳部位との「ネットワーク」によって担われていることを示している。

▶ ワーキングメモリーに関係したヒト前頭連合野の機能分化

　ここ数年の非侵襲的研究における議論の的になったものの一つが，ワーキングメモリーによって活性化する前頭連合野部位の領域特異性（domain specificity）の問題である。先に述べたように，サルのニューロン活動の研

究結果からゴールドマン=ラキーチらは，前頭連合野の腹外側部と背外側部が視空間情報と物体情報という異なった内容のワーキングメモリーに関わっていると主張した（Goldman-Rakic, 1996；Wilson et al., 1993）。ニューロン活動の研究者の間に多くの議論を生み，反証実験（Rao et al., 1997）も数多く生むことになったこの研究は，非侵襲的研究にも大きな影響を与えた。そして，人でも前頭連合野の外側部内で「空間的ワーキングメモリー」に関係して活性化する部位と「色・形情報のワーキングメモリー」に関係して活性化する部位の間に違いがあると報告された（Courteny et al., 1996）。

しかし，圧倒的に多くの研究では，前頭連合野外側部内でのそうした領域特異性は認められていない（D'Esposito, 1998；Owen et al., 1998）。一方では両タイプのワーキングメモリー課題で活性化する部位の違いが，前頭連合野の外側部内でのものではなく，空間的ワーキングメモリーでは前頭連合野の右半球が，色・形のワーキングメモリーでは左半球がより活性化するというように，半球間左右差が顕著に見られたという報告もある（Smith et al., 1995；Baker et al., 1996）。

ペトライデスらは先に述べたように，前頭連合野がワーキングメモリーに関係して，刺激の種類（空間対物体）という違いにもとづくのではなく，異なる原理にもとづいて機能分化していると主張している。すなわち，その腹外側部（BA45, 47）は「情報の保持」をもっぱら担い，背外側部（BA9, 10, 46）は「情報のモニターや操作」を担う，という「2段階説」である（Petrides, 1996；Owen, 1996）。彼ら自身のものも含め，多くの実験ではこの2段階説を支持する結果が得られている（D'Esposito et al., 1998；Owen et al., 1998）。なお，領域特異性説の立場から行われた最近の研究では，視空間情報のワーキングメモリーに関係して，前頭連合野のBA46, 9を中心とした背外側部ではなく，前頭連合野の後上部（BA8）が活性化するとされている（Courteny et al., 1998）。しかしこの部位の活性化はワーキングメモリーに特異的なものではなく，視空間的注意が要求される課題一般に見られるものであるという説もある（Owen et al., 1998）。

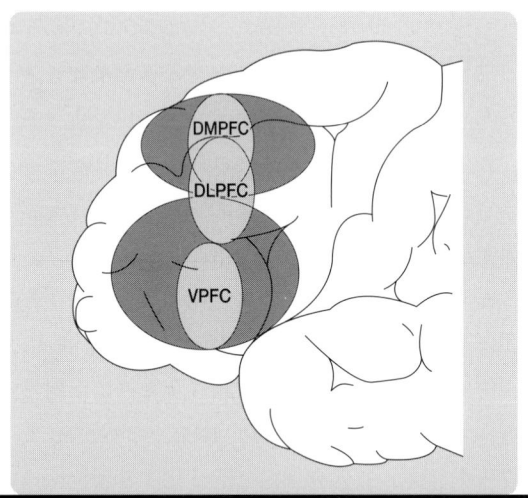

図5-9 TMS研究から示唆される，ワーキングメモリーに関する前頭連合野の機能分化（Mottaghy et al., 2002より改変）

　非侵襲的脳研究法の一つであるTMSによる研究も行われている。モッタギィ（Mottaghy et al., 2002）らは空間的ワーキングメモリーと物体ワーキングメモリーの2つの課題を行っているヒトの前頭連合野に対して磁気刺激を行った。その結果，腹外側部（VLPFC；Ventrolateral prefrontal cortex）の刺激では物体ワーキングメモリーの遂行がより大きく障害を受けたのに対し，背内側部（DMPFC；Dorsomedial PFC。**図2-10**のサルの脳での上膨隆部に相当する部位）の刺激では空間的ワーキングメモリー課題の遂行がより大きく障害を受けた。さらに背外側部（DLPFC；Dorsolateral PFC）の刺激ではどちらのワーキングメモリー課題も大きな障害を受けた。この結果は（背外側部と腹外側部の間のものではないものの）前頭連合野における領域特異性説を支持するものである（**図5-9**）。

▶ ワーキングメモリー課題で前頭連合野は常に活性化するわけではない

　ワーキングメモリーの内容や操作に関係して前頭連合野内のどの部位が活性化するのか，という点に関しては依然多くの議論があるものの，ワーキン

グメモリーに関係した前頭連合野の活性化自体は常に見られると考えがちである。しかし，これは事実ではない。たとえば典型的なワーキングメモリー課題の一つとされるn―バック課題の中でも易しい1―バック課題では，前頭連合野はほとんど活性化しない（Carlson et al., 1998）。さらに，ワーキングメモリー負荷が過大になると課題の成績が落ちるとともに，前頭連合野の活性化は減少するという報告もある（Callicott et al., 1999）。つまり，負荷が小さいときと過大なときには前頭連合野の活性化は小さく，負荷が中くらいのときに活性化は大きい，という逆U字関係があるとされる。

　ワーキングメモリーで前頭連合野が活性化するのは，課題が適度に難しく，被験者が十分に「頭を使う」ときに限られるようである。ワーキングメモリー課題の多くは「頭を使う」ものが多く，ワーキングメモリー課題で見られる前頭連合野の活性化が，ワーキングメモリーに特異的なものか，前頭連合野高次機能一般に関係する「頭を使う」ことを反映したものかについては議論のあるところである。なお，「難しすぎるワーキングメモリー課題」では，被験者がやる気をそがれ，十分に頭を使おうとしなくなるために，前頭連合野の活性化が生じないのかもしれない。また，老化に伴って，ワーキングメモリー課題に関係する前頭連合野の活性化のパターンが，若年者のものと異なってくることも示されている。これについては7章で詳しく述べることにする。

　最近の非侵襲的研究では「事象関連法」を用い，ワーキングメモリー課題のいろいろな側面に関係した前頭連合野の活動性についてより詳しく検討されている。デスポジトとポストレ（D'Esposito & Postle, 2002）によれば，遅延課題における前頭連合野の活性化は，遅延期間だけに見られるのではなく，手がかりの提示期や反応期においても見られ，むしろ活動性はこうした時期のほうが遅延中より大きい傾向が見られる。さらに彼らは，前頭連合野の腹外側部と背外側部の機能分化に関して，確かに腹外側部では「保持」に関係して活性化が見られるものの，背外側部でも保持に関係して活性化そのものは見られること，しかし「操作」が要求されるとその活性化はさらに大

きくなることを示している。すなわち背外側部は（内容に関わらず）保持にも関わっているが、「操作」には選択的に関わっているとされる。

▶ ワーキングメモリーを支える前頭連合野の神経伝達物質

　前頭連合野の高次機能に関係が深い神経伝達物質としてドーパミン、セロトニン、ノルエピネフリン、GABA（ガンマアミノ酪酸）などが挙げられる。これらの物質が欠乏すると、サルや人でワーキングメモリー課題における障害が現れる。ここでは前頭連合野のドーパミンとノルエピネフリンの役割に焦点を当て、アーンステンとロビンスによる総説（Arnsten & Robbins, 2002）を参照しながら詳しく見てみよう。

　ドーパミンは大脳皮質の中では前頭葉にもっとも多く分布している神経伝達物質である。サルの前頭連合野にドーパミンとノルエピネフリンの両方を阻害する薬物を投与すると、ワーキングメモリー課題である「遅延交替反応」がまったくできなくなる（Brozoski et al., 1979）。この障害は前頭連合野の物理的破壊に匹敵するほど大きなものである。一方ではこうした動物にドーパミンを補給すると障害が改善される。大脳基底核の、とくに黒質におけるドーパミンの欠乏によって生じるパーキンソン病患者の治療には、脳内のドーパミン濃度を上げる物質L―ドーパがよく用いられる。L―ドーパが有効なのは投与後数時間という短い時間なので、この薬物を服用している患者で脳内ドーパミン濃度の高い時期と低い時期における認知能力を比較することができる。そしてこの薬物の投与されていない状況では、ワーキングメモリー課題（ロンドン塔課題、空間的ワーキングメモリー課題、WCST）の成績が悪くなり、投与した後ではこうしたテストの成績が向上するのである。

　ドーパミンの受容体にはD1からD5までの5種類が認められている。前頭連合野でもっとも多いのがD1受容体であり、次に多いのがD2受容体である。ワーキングメモリーにもっとも関わりが大きいのはD1受容体である。なお、最近の研究では、思考障害のある統合失調症患者の前頭連合野において、このD1受容体の減少していることも報告されている。こうした受容体の働き

を高めてドーパミンの作用を促進する薬物を「作動薬」と呼ぶ。青壮年ザルに比べて前頭連合野のドーパミン量が少ない幼若ザルや老齢ザルにドーパミンD1作動薬を投与すると、ワーキングメモリー課題の成績が向上する。ドーパミン作動薬のブロモクリプチン（bromocriptine, D2作動薬）やペルゴリド（pergolide, D1＋D2作動薬）は人でも広く用いられている。こうした薬物を若年健常者に投与すると、ワーキングメモリー課題の成績がよくなるし、老齢者のこの課題における障害の改善にも働く場合がある。逆にドーパミンの作用を低める薬物（拮抗薬）であるスルピリド（sulpiride）を投与するとこうしたテストの成績は悪くなる。

　一方ドーパミンの欠乏だけでなく、過多によってもワーキングメモリー課題に障害の生じることがサルでもラットでも示されている。これはヒトでも同様で、ブロモクリプチンの作用には個人差がある。すなわちワーキングメモリー能力の低い人ではこの薬物で課題成績が良くなるのに対し、ワーキングメモリー能力の高い人では、この薬物投与はむしろ成績を下げることになる。

　前頭連合野が効率的に働くためには、ドーパミン量が多すぎても、あるいは少なすぎても好ましくなく、ある「最適レベル」にある必要があると考えられている（図5-10）。覚醒度が高すぎても、低すぎても作業成績は悪く、中程度の覚醒度で作業成績はもっとも良くなる、という心理学において古くから知られている「ヤーキス・ドッドソンの法則」がドーパミンの作用に関してもあてはまるわけである。さらに、同じ量のドーパミン投与でも、ある課題の成績は良くなるが、別の課題の成績は変わらない、あるいはむしろ悪くなる、というような場合もあり、ドーパミンの最適レベルは課題により異なるのである。これは課題ごとに関与する前頭連合野の部位が異なり、しかもその部位ごとにドーパミンの最適レベルは異なることを示唆している。このことに関連して、ドーパミンそのもの、あるいはその作動薬や拮抗薬の微量投与により、投与量に依存してワーキングメモリーに関係するニューロンの活動が修飾されることも知られている。ここでもドーパミンが少なすぎる、

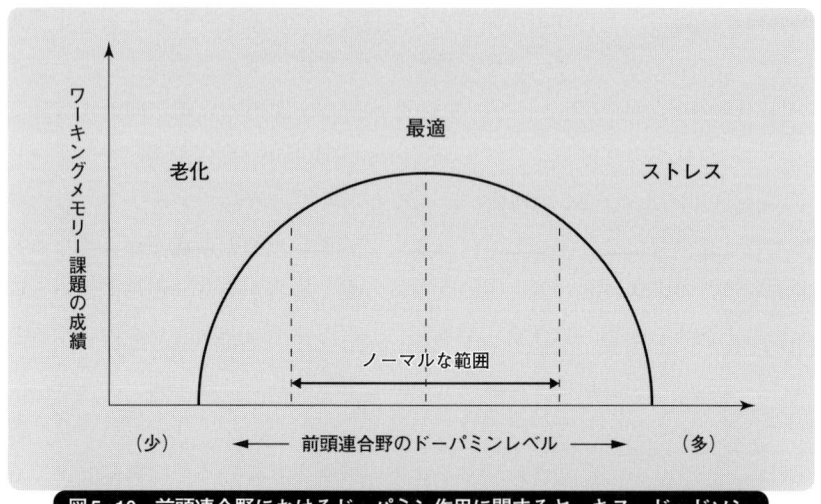

図5-10 前頭連合野におけるドーパミン作用に関するヤーキス・ドッドソンの法則

あるいは過剰になるような薬物投与はワーキングメモリー関連活動を阻害し，ドーパミン濃度が適切なレベルになればワーキングメモリー関連活動が促進されるのである。

　一方ではその最適レベルとはどの程度のものか，について筆者の研究室では，マイクロダイアリシスと呼ばれる方法を用い，遅延交替反応中のサルの前頭連合野でのドーパミン量を測定した（Watanabe et al., 1997）。前頭連合野の中でも背外側部のみでドーパミン濃度の有意な変化が見られ，また安静レベルから約20％ほど増加するのが「最適レベル」ではないかと考えられる結果が得られている。

　なお，最近とくに子どもで件数が著しく増加しているADHD（注意欠陥・多動性障害）患者の治療にはメチルフェニデイト（methylphenidate, 別名リタリンritalin）という薬物がもっともよく用いられている。この薬物はドーパミンの働きを高める興奮薬とされる。健常成人に投与すると，ワーキングメモリー課題や推論を要する課題の成績を向上させるという報告もある。この薬はまたうつ病の治療にも広く用いられている。

興奮性が高く，それをむしろ鎮めることが必要なADHD患者にリタリンを投与すれば，興奮をもっと高め，知的作業を抑制すると思われる。ところがリタリンはADHD患者の興奮を鎮め，ワーキングメモリー課題の遂行など，知的作業を促進する作用を及ぼすのである。どのようなメカニズムでこの作用が生じているのかに関しては，現在のところ不明である。

　ドーパミンと同様にノルエピネフリンも前頭連合野の高次機能に重要な役割を果たしている。ノルエピネフリンには$\alpha 1$，$\alpha 2$の受容体がある。前頭連合野のドーパミンやノルエピネフリンを枯渇させてワーキングメモリー課題に障害を示す壮年サルや，これらの神経伝達物質が大幅に減少している老齢ザルに，ノルエピネフリンの中の$\alpha 2$受容体の作動薬であるクロニジン（clonidine）やグヮンファシン（guanfacine）を投与すると，障害が改善される。一方，こうした改善は$\alpha 2$受容体の阻害剤であるヨヒンビン（yohimbine）でブロックされる。なお，$\alpha 2$受容体には$\alpha 2A$と$\alpha 2B$のサブタイプがあり，前頭連合野の高次機能にはとくに前者が重要である。ノルエピネフリンに関しても，前頭連合野での濃度が高すぎても低すぎてもワーキングメモリー課題の成績が悪くなる，というヤーキス・ドッドソンの法則があてはまる。

　ヒトでもノルエピネフリンの作動薬の効果が示されている。とくに$\alpha 2A$受容体の作動薬であるグヮンファシンは，健常成人の衝動性の制御や，ワーキングメモリー課題，プラニングの成績を促進すること，さらにADHDに治療効果のあることも示されている。

6 プラニング，推論，概念，判断に関係した脳活動

　この章では，思考の要素であるプラニング，推論，概念，判断などの脳メカニズムについて述べることにする。こうした高次機能の脳メカニズムについては，かつては損傷患者について調べるのが唯一とも言ってよい研究法であった。しかし非侵襲的脳機能測定法の登場により，健常人で思考に伴う脳活動を測定できるようになり，新しい知見が次々に出されるようになった。さらに，サルにおいて思考の基礎的過程である判断，概念，ルール，関係性などをニューロン活動のレベルでとらえようとする試みもされ，思考は脳研究の表舞台に登場するようになった。なお，思考過程は前頭連合野のみによって支えられているわけではない。損傷，非侵襲研究においても，ニューロン活動の研究でも，前頭連合野とともに側頭連合野，頭頂連合野も思考に関わっていることが示されている。

▶ 前頭連合野損傷患者におけるプラニングの障害

　前頭連合野損傷患者のプラニングの障害は，計画性のない生活を送ったフィネアス・ゲージの例，料理の段取りがうまく取れなかったペンフィールドのお姉さんの例など，これまでにもいくつか触れた（1, 2章）。またロンドン塔課題の遂行における障害のような形で現れることも述べた（2章）。ここでは前頭連合野損傷患者におけるプラニングの障害の性質を実験的により詳しく調べたフランスのシリグらの研究を紹介しよう（Sirigu et al., 1995a）。

この研究においては，プラニングに関して前頭連合野損傷群，後連合野損傷群，健常統制群の3つの群が調べられた。各群の被験者は，①仕事に行く，②メキシコに旅行に行く，③美容サロンを開く，という3つの設定場面でどういうことをしなければならないのか，あるいは起こるのかについて，可能な限り多くの事項について順序だって記述するように求められた。思いついた事項の数や思いつくのに要した時間に関しては3群の間に差は見られなかった。しかし次の事項に関しては前頭連合野群で有意にエラーが多かった。①「時間順序を無視した行為系列を作成するというエラー」……美容サロンを建設する前に開店パーティを用意する，というような順序づけのエラー，②「話の終わり方に関するエラー」……設定場面で想定される終了状況まで行き着かない，または終了状況からさらに話を続けるというエラー，③「優先順位づけにおけるエラー」……それぞれの項目の重要さに関する判断のエラー。たとえば海外旅行の計画を立てる，というような場合，スーツケースに荷物をつめるという優先度の高いことは軽視して，親戚にどんなおみやげを買うのか，というようなことを重要視したりするエラー。

　後連合野群と健常統制群の被験者は，これらの点に関してほとんどエラーをすることはなかった。しかし前頭連合野群の被験者では①の時間順序に関しては80％，②の話の終わり方に関しては70％においてエラーが見られた。さらに③の優先順位づけに関してはほとんどの被験者にエラーが見られた。なお，こうしたエラーは，仕事に行くというような日常的なものに比べて，メキシコへの旅行や美容サロン開設のような非日常的なものでより多く見られた。

▶ プラニングの障害の特質

　シリグらはさらに，プラニングにおいてもっとも基本的と考えられる「行為の内的組織化」の側面に焦点を当て，前頭連合野損傷患者の思考様式について次の3つの条件で分析した（Sirigu et al., 1995b）。条件Aでは①たとえば「洗髪する」「手紙を出す」「寝る準備をする」「ラジオでニュースを聞く」

というようなテーマに関し，それらの4つのテーマに関係する項目について記したそれぞれ5枚のカード，合計20枚のカードが用意された。被験者は教えられたその4つのテーマに従い（a）各カードを関係するテーマに従って分類し，（b）分類したものを話がつながるように順序づけるよう求められた。条件Bでもテーマは教えられたが，20枚のカードの中で各テーマに関係する項目について記したカードはそれぞれ4枚ずつで，残りの4枚は「無関係刺激」であった。条件Cは，条件Aと「テーマが被験者に教えられない」という点のみで違っていた。

　前頭連合野損傷患者では，前の実験と同じく「順序のエラー」が顕著に見られた。また4つのテーマに分類する際に，本来とは別のテーマに分類してしまう，という「分類エラー」も多かった。さらに条件Bでは無関係刺激を4つのテーマのどこかに分類してしまう，というエラーが多くなった。テーマが教えられない条件Cでは，テーマは全体として4つあるのに，2ないし3つのテーマにしか分類しないというエラーが多かった。

　シルグらの研究は，前頭連合野損傷患者がプラニングにおいてエラーをするのは，「必要な情報をアクティブに保持する」というワーキングメモリー機能や，順序づけ，妨害刺激に邪魔されない，文脈にもとづいた情報の処理，というような前頭連合野の多様な機能の障害が原因であることを示している。

　こうしたプラニングに関係した障害はそのプランの「実行過程」でも見られる。シリグのグループによる別の研究（Zalla et al., 2001）では，被験者に「朝起きてから仕事に出かける」，あるいは「休暇のための貸し別荘を借りるために下見をする」というようなテーマでどのような行動をするかについてまず「プラニング」をさせた。その後コンピュータディスプレイ上の仮想空間においてそのプランを実行するという課題をさせた。こうした「日常的で，より現実的な状況」では，プラニングの障害は比較的少なくなったが，前頭連合野損傷患者においては健常者に比べ，「プラニングにかける時間が短く，実行にかける時間が長い」という傾向が見られた。さらにこうした現実的な状況においてさえも，実行場面でプランに入っていた行動を「し忘れたり」

「順序を間違えたり」「予定に入っていなかったことをしたり」という反応が前頭連合野損傷患者には有意に多く見られた。さらに仮想空間の中で提示される「目覚まし時計が鳴る」「嵐がくる」というような「予想外の外的刺激」に適切に対応することがうまくできないことも示された。

▶ 前頭連合野損傷患者における推論の障害

前頭連合野損傷患者の思考障害の基礎として，次元外移行課題やウィスコンシン・カード分類課題などにおける反応基準の切り替えの障害があることはすでに述べた（2，5章）。この障害は発想や視点の切り替えの困難と結びつき，柔軟な思考ができなくなることにつながる。ここでは損傷患者の思考障害を「推論」の障害に焦点を当てて調べた研究を紹介しよう。ウォルツら（Waltz et al., 1999）はIQに差が出ないように選んだ「前頭連合野損傷群」「側頭連合野損傷群」「健常コントロール群」に「演繹推論」と「帰納推論」の問題を与え，その成績を比較した。

「演繹推論」では「推移率にもとづく推測」を求めた。たとえば「アキラはヒロシより背が高い，ヒロシはカズオより背が高い，ではアキラとカズオではどちらの背が高いか」というような課題である。この課題には推論の前提となる記述が一定の順序に従って並べられる「順序通りの提示」と，記述がランダムである「ランダム提示」の2種類の提示法があった。また例のように3人の間の関係の他に，4人の間の関係，5人の間の関係，というように課題内容の「複雑さ」にも3種類があった。推論課題終了直後にはどの名前が課題の中で出されたか，という「再認テスト」も行われた。

「帰納推論」課題では「レーヴン漸進マトリックス（Raven Progressive Matrices；RPM）」検査が用いられた（図6-1）。この課題は抽象的な幾何学図案に関する帰納的推論を要求するもので，被験者は図案の欠如部分に合致するものを複数の選択肢の中から1つ選ぶことを求められる。この実験では関係性のレベルに3種類があった。関係性が0である「レベル0」，関係性が1つである「レベル1」，関係性が2つある「レベル2」の3つである。最後

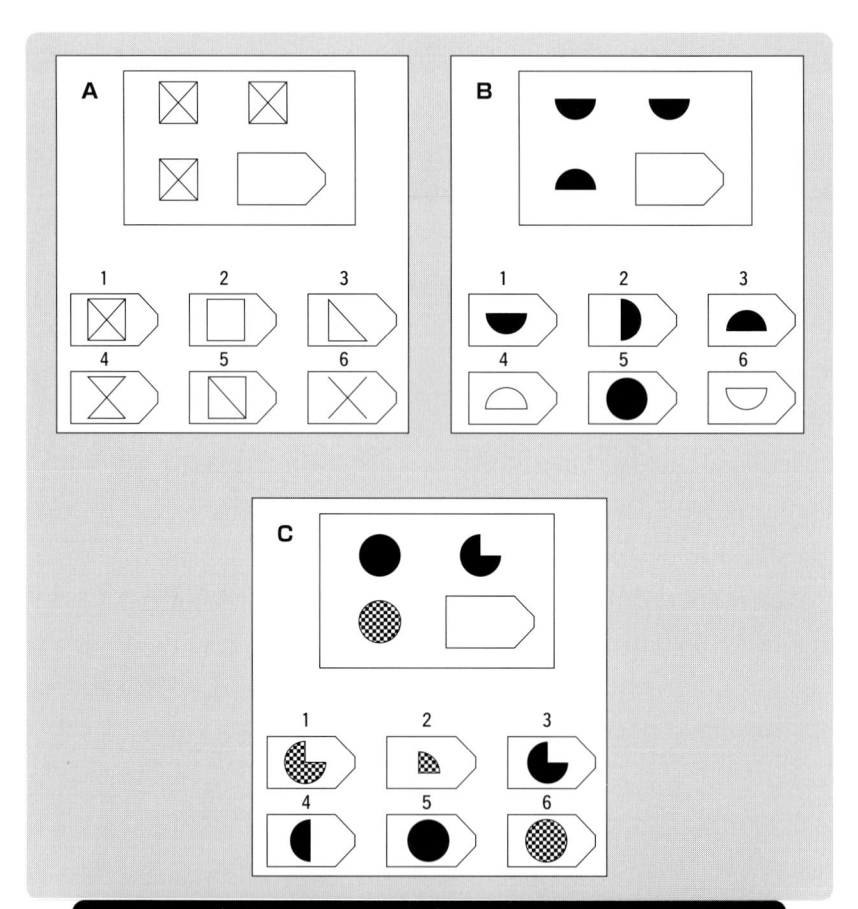

図6-1 レーヴン漸進マトリックス検査の例（Waltz et al., 1999より改変）

被験者は各コラム内で、下1〜6番の各図のうちで、上の図の空欄に適したものを選ぶよう要求される。レベル0（A）では「関係性」についての推論は要求されず、単に知覚的マッチングのみ要求される（正解は1番）。レベル1（B）では1次元（ここでは垂直方向のみ）の関係性についての推論が求められる（正解は3番）。レベル2（C）では2つの次元（垂直方向と水平方向の両方）における関係性についての推論が求められる（正解は1番）。

の2関係性問題だけが関係性の「統合」を要求される課題である。

上記「演繹推論」課題では，2人，3人あるいは4人の間という課題内容の「複雑性」に関係なく，「順序通りの提示」条件では，どの群の被験者にもエラーはほとんど見られなかった。しかし前提文がランダムに提示される「ランダム提示」条件になると，側頭連合野群では87％，コントロール群では86％の正解率であったのに対し，前頭連合野群では20％という低い正解率であった。

「帰納推論」課題では，レベル0，1において3群間に差は見られなかった。しかしレベル2になると側頭連合野群では89％，コントロール群では86％の正解率であったのに対し，前頭連合野群ではわずか11％の正解率であった。

このように前頭連合野群は推論課題で著しい障害を示したが，記憶テストではまったく障害を示さなかった。その一方，推論課題ではコントロール群と差がなかった側頭連合野群は，記憶課題で著しい障害を示した。記憶テストの成績は前頭連合野群が96％，コントロール群が86％の正解率であったのに対し，側頭連合野群では56％の正解率であった。

前頭連合野患者はとくに「2つまたはそれ以上の関係を同時に統合する」ことを要求されると著しい障害を示す。発達心理学的研究によると，こうした「関係性の統合」は5歳以上で見られるようになるとされる。前頭連合野損傷患者の推論能力はある意味で5歳前の段階にあるとも言える。こうした関係性の統合のためには，必要な情報をアクティブに保持し，それにもとづいて操作するというワーキングメモリーの過程がもっとも重要な役割を果たしているとウォルツらは考えている。

▶ 判断，意思決定と「後」連合野のニューロン活動

推論，判断，意思決定などの高次な精神過程については動物実験でそのメカニズムをとらえるのは容易ではない。しかしサルに長期にわたる訓練を施して，そうした精神過程を伴う課題ができるようにした上でいろいろな脳部

位のニューロン活動を調べる，という意欲的な研究も最近は行われている。

　第I部において前頭連合野ニューロンの活動特性について述べた中で，「刺激の物理的特性とは無関係に，刺激の行動的意味をとらえる」働きをするニューロンについて紹介した。こうしたニューロンは，その刺激がどのような意味を持っているかを「判断」し，それにもとづいて必要な反応をするよう「意思決定」する過程に関わっていると考えることができる。ここではまず意思決定前に行われる後連合野における情報処理について見てみることにする。

　意思決定のニューロンメカニズムを調べるのによく用いられる方法として，ランダムな動きをする多くの点（ランダムドット刺激）の中に，ある方向の動きをする点が一定の割合で含まれている場合，ノイズの中からその特定の動きの方向を見つけ出す，という課題がある。たとえば30個の点があってそのうちの25個はまったくランダムに動いているのに対し，5個は上方向だけというように特定の方向に動いているような場合，ヒトもサルも何とかその動きの方向を見つけ出し答えることができる。後連合野の上側頭溝後部にあるMT，MST（図6-2）と呼ばれる部位は「動き」をとらえるのに重要な役割を果たすことが知られており，ヒトでこの部位に損傷を受けると「動き」をとらえることに障害が表れる（極端な場合はものの動きがとらえられず，コップに水を注ぐ場合もいつ注ぐのをやめればいいのかわからないし，道路では車が止まってしか見えないのでいつ道路を横切っていいのかわからなくなる）。またサルでこの部位を破壊すると動きの弁別学習が悪くなる。MT，MSTニューロンは，動きの刺激が明瞭であればあるほど（特定の方向に動く点の割合が多いほど）顕著な活動を示す。サルが提示された刺激をどのように見たのか（どの方向に動いたと認識したか）を精神物理学的方法で調べた結果と，MT，MSTのニューロン活動の間には強い相関が見られることから，この部位の活動がサルの判断に重要な役割を果たしていると考えられる（Celebrini & Newsome, 1994）。しかし次に述べるように，この部位は「判断の過程」そのものに直接関わっているのではなく，この部位の活動の情報

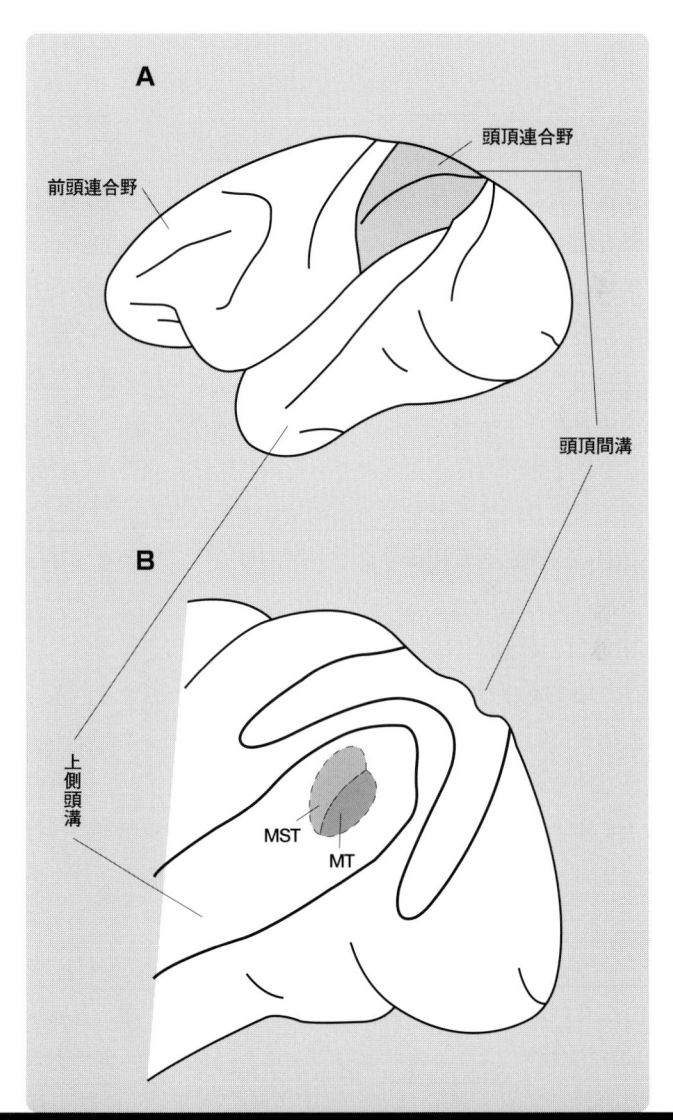

図6-2 サルにおけるMT, MST領野

両領野は上図（A）の上側頭溝という溝の中に存在している。（B）にこの溝の中でのおおよその位置を示す。

が前頭連合野に送られ，それにもとづいて前頭連合野で判断，意思決定が行われると考えられる。

▶ 判断，意思決定と前頭連合野のニューロン活動

　次にこの動き刺激の方向を「判断」する過程に関係する前頭連合野ニューロンの活動を調べた研究を紹介しよう（Kim & Shadlen, 1999）。ここではサルがディスプレイ上の注視点を見つめていると，1秒間ランダムドットが提示されたが，ある割合でこのランダムドットの中に一定方向の動きが含まれていた。サルはランダムドットが提示されると，そこに含まれる動き情報をとらえ，ランダムドット提示後にその動きがあったと判断した方向に目を動かすことによって報酬を得ることができた。時には一定方向の動きという情報をまったく含まないランダムドット刺激も提示された。こうした場合でもサルはどこかの方向に必ず反応したが，反応の方向に拘わらず半分の試行では報酬が与えられた。なお，81％の正解率が得られるためには，動き刺激が全体の13％ほどの割合を占める必要があった。

　この条件で前頭連合野のニューロン活動を記録したところ，多くのニューロンがサルの反応の方向，すなわちサルがランダムドット刺激の中にどの方向の動きを認めたかという「判断」に関係した活動を示した。一定方向の動きがまったくない条件でも，こうしたニューロンはサルが実際に行った反応の方向を忠実に反映した活動を示した（MT，MSTではこうした活動は見られない）。つまり，こうしたニューロンの活動から，サルがどういう反応をするのかを，エラー反応も含めてほぼ100％予測することが可能であった。ただ，こうしたニューロンは判断のみに関係していたのか，というとそうではなかった。すなわちこうしたニューロンでも，ランダムドットの中で一定方向に動く刺激の割合が多いほど，反応方向に関係した活動が強くなった。逆に一定方向に動く刺激の割合が少ない，あるいはゼロである場合などは活動が小さかった。こうしたニューロンの活動は刺激情報と意思決定情報の両方を含んでいると考えることができる。

▶ 概念とサルの「後」連合野ニューロン活動

　概念とは，2つの刺激が物理的には異なっていても何らかの基準により同一のものとみなし，逆に物理的には類似していても，その基準によれば別のものとみなす働きである。そしてあるものをどの概念に属するかを決めることを「範疇化」と言う。

　概念がどのような構造をもっているのかという疑問に対し，認知心理学では大きく「典型性」による，とする説と「多数の例の最大公約数」による，とする説がある。前者は，それぞれの刺激がある典型（たとえばネコなら家のネコ）にどれだけ近いかで，その範疇に属するか否かが決まると考える。それに対し「最大公約数」説では，たとえばネコという概念なら，それまでに見たたくさんのネコと共通するものがどれだけあるのかで特定の刺激がネコに属するか否かが決まると考える。

　サルのニューロン活動を調べた研究では，視覚刺激の概念にもとづいた範疇化に関係していると考えられるニューロンが側頭連合野で見出されている。ヴォーゲルス（Vogels, R.）は写真の刺激を用い，まずサルに「木」と「木でないもの」，そして「魚」と「魚でないもの」を区別するよう訓練した。次に約200個のいろいろな種類の木あるいは魚（の写真）を，他と区別できるようになったサルの側頭連合野からニューロン活動を記録した。その結果，約4分の1の下側頭連合野ニューロンは，刺激の物理的な差ではなく，木あるいは魚の範疇に属するか否かという範疇特異的な活動を示した。しかしそうしたニューロンも，ある範疇に属するか否かというall or none的な反応を示したのではなく，範疇特異的な活動に重なって，刺激の物理的特性の違いを若干は反映した活動を示した（Vogels, 1999）。ヴォーゲルスはこの結果について，概念は「典型」からなっているというより，いろいろな刺激の「最大公約数」的なものからなっているという考えを支持するものと考えている。その後の研究では，下側頭連合野ニューロンの範疇特異的活動は，生得的に備わっているのではなく，刺激のどのような側面に従って範疇化を要求されるのか（たとえば顔の分類を丸顔と角ばった顔に分類するのか，あるいは怒

った顔と泣き顔に分類するのか）という基準にもとづく「学習」によってその活動特性ができ上がることも示されている（Sigala & Logothetis, 2002）。

▶ 概念と前頭連合野ニューロン活動

　前頭連合野ニューロンにも範疇化に関係した活動が報告されている。フリードマンら（Freedman et al., 2002）はサルにイヌとネコを範疇化するよう訓練した。イヌではシェパード，ポインター，セントバーナードという3種類の，ネコではチータ似，家ネコ似，トラ似という3種類につき，それぞれ典型的な図が用意された。次にその典型からモルフィンというコンピュータ画像技術を用いて少しずつ変形してネコにはイヌ的要素を，イヌにはネコ的要素を入れてそれぞれイヌ対ネコの要素が100：0，80：20，60：40というイヌ似，ネコ似の刺激図形が作成された。図形作成の上で，イヌやネコの3種類間での物理的相違は，イヌ対ネコが60：40のものと40：60のものの差よりはるかに大きくなるように操作された。サルには遅延見本合わせ課題を訓練した。そこでは，見本刺激としてイヌ似の刺激が出されたとすると，比較刺激が「イヌ似」のモルフィン図形の場合はレバー押し反応をし，「ネコ似」のモルフィン図形が出された場合は何もしないように訓練された。前頭連合野外側部のニューロンには，物理的な違いにはほとんど左右されず，イヌかネコのどちらに範疇化したのかにのみ依存した活動を示すものが見出された。

　こうした前頭連合野外側部ニューロンの応答は範疇化に関係していると考えられ，概念の構造に関していうと「典型説」を支持するものとも考えることができる。しかしサルは2つに1つの選択を迫られているという実験状況にあると考えると，こうしたニューロンはネコとイヌの区別でも，たとえば木と魚の区別でも，同じように反応するのではないかと考えられる。つまり，ネコあるいはイヌという範疇そのものをとらえているのではなく，前頭連合野ニューロンでこれまでよく見られたような，「刺激の物理的特性とは独立に刺激がどのような反応（レバーを押すべきか，そのまま何もしないでおく

べきか）を要求しているのか，というその意味をとらえる」働きに関係しているとと考えることができる。

　数の概念に関してもサルにおいてニューロン活動が調べられている。それによると，「何回の運動反応をしたのか」という運動の回数に関する数概念に関係したニューロンは頭頂連合野で見出されている（Sawamura et al., 2002）。一方，「視覚刺激がいくつ提示されたか」という一時に提示された刺激の個数という数概念に関係したニューロンは，前頭連合野の背外側部で見出されている（Nieder et al., 2002）

▶ 抽象的ルールに関係した前頭連合野ニューロン活動

　経験の中から生活に必要なルールを身につけ，それを実際に適用していく，という働きも思考過程の基礎を支えている。前頭連合野ニューロンにはルールにもとづく活動が見られる。ホワイトとワイズ（White & Wise, 1999）はサルに2つの異なったルールに従って視覚刺激に反応するように訓練した。視覚刺激はサルの眼前のディスプレイ上の4カ所のうちの1カ所に提示された。「空間ルール」条件下では，4カ所の中の刺激が提示された1カ所がそのまま反応のターゲットとなった。「条件性弁別学習ルール」下では，刺激の提示箇所と関係なく，刺激の色か形にもとづいて反応すべきターゲットの位置が決まった。サル外側前頭連合野ニューロンの約半数は，現在の「ルールの違い」にもとづいて，同じ視覚刺激にも異なった反応を示した。星ら（Hoshi et al., 2000）の研究でも，サルは同じ手がかり刺激の提示に対し，「色」か「位置」かというどちらかのルールに従って見本合わせすることを要求された。3分の1以上の前頭連合野ニューロンは，色か位置かという「ルール」に依存した活動を示し，同じ視覚刺激にも異なった活動を示した。

　ウォレスら（Wallis et al., 2001）の研究では，サルに「見本合わせルール」と「非見本合わせルール」の2つを学習させた。見本合わせルールでは継時的に提示される刺激が「同じ」ときに，非見本合わせルールではそれらが「異なる」ときにレバー押し反応をすることを要求された。サルの前頭連合

野外側部には，見本刺激としてどのような刺激が提示されたかとは無関係に，現在はどちらのルールで反応したらよいのか，という「ルール」の違いにのみ依存した活動を示すものが見出された。

こうしたニューロンはルールをとらえる働きをしていると考えることができるが，一方，前頭連合野には「現在どのような状況にあるのか」という「文脈をモニターする」働きをするニューロンがこれまでいろいろな事態で報告されている（Sakagami & Niki, 1994 ; Watanabe et al., 2002）。ルール依存的前頭連合野ニューロンの活動は，こうした文脈をモニターする働きの一側面を表していると考えることができる。

▶ 推論，プラニングに関係した非侵襲的研究

非侵襲的脳機能測定法の普及に伴い，推論やプラニングなどに関係して脳のどの部位が活性化するのかを調べる研究も多くなった。

ゴールら（Goel et al., 1997）は，2つの前提となる文章から3つ目の文章が導けるか否かを聞く演繹推論課題と，前2文から判断して3番目の文の真実性はどれくらいかを答えさせる帰納推論課題に関係してPET実験を行った。その結果演繹推論では「左」前頭連合野下部（BA45, 47, BAはブロードマンの領野を示す。以下同じ），帰納推論では「左」の上部と内側の前頭連合野，帯状皮質（BA8, 9, 24, 32）というように，どちらも「左」前頭連合野で活性化が見られた。これは推論には言語中枢のある前頭連合野の左側がより重要であることを示しており，多くの損傷研究の結果とも一致している（2章参照）。しかしこうした傾向は常に見られるわけではない。

パーソンズとオシャーソン（Parsons & Osherson, 2001）のfMRI実験では，演繹推論ではもっぱら右脳（側頭言語領域の右側相当部位，右の前頭連合野下部，基底核，扁桃体）が活性化し，帰納推論ではもっぱら左脳（左の前頭連合野上，下部，内側部，後帯状皮質，側頭連合野）が活性化した。ここでは演繹推論に言語がそれほど重要な役割を果たしていないと想定される結果が得られている。

▶ **推論における言語的表象と空間的表象**

　推論が演繹的か帰納的かに関して，左右の大脳半球が異なった役割を果たしていることを示す研究がある一方で，推論に関係して脳は左右とも同じように活性化するとする報告も少なくない。プラブハカランら（Prabhakaran et al., 1997）は演繹的あるいは帰納的推論に関係した脳メカニズムを調べるために，先に紹介したレーヴン漸進マトリックス検査（**図6-1**参照）を用いてPET研究を行った。ここでは，①図形の大きさ，位置，数などに関する帰納的推論を求める「図形的推論課題」，②要素間の関係性にもとづいて論理的操作をするという，演繹的推論を求める「分析的推論課題」，③推論を要求しない「マッチング課題」の3つの課題を被験者に行わせた。図形的推論課題では右前頭連合野と両側頭頂連合野に活性化が見られた。分析的推論に伴う活性化は両側の前頭連合野，左の頭頂連合野で見られたが，図形的推論に伴って見られたものより活性化の量は大きかった。図形的推論に伴って活性化の見られた部位は，従来の研究において「空間と色・形ワーキングメモリー課題」に関係して活性化がよく見られた部位であった。分析的推論に伴って活性化が見られた部位は，図形的推論で活性化した部位に加え，従来の研究において「言語的なワーキングメモリー」の保持や，他の実行機能に関わることが示された部位であった。本実験の結果は，推論には大脳の両側が関わっていることを示すとともに，推論におけるワーキングメモリーの重要性を示している。

　認知心理学では，推論が言語を用いて論理的になされるという「メンタルロジック理論」と，空間的な表象にもとづいて行われるという「メンタルモデル理論」の2つの有力な仮説がある。ナフら（Knauff et al., 2002）は，前者の仮説が正しいなら言語に関わる左の前頭連合野，頭頂連合野でより大きな活性化が見られ，後者の仮説が正しいなら空間情報処理に関係した脳部位でより大きな活性化が見られると考えてfMRI研究を行った。その結果，ここでも「両側」の前頭（BA6, 9, 32）―頭頂（BA7, 40）―後頭（BA19）という空間表象に関係する部位の活性化が見られた。この結果はメンタルモデ

ル理論を支持するものと考えられる。アクナら（Acuna et al., 2002）も推移率に関係した「演繹推論」を被験者に行わせながらfMRI実験を行ったが，演繹推論に関係して活性化したのは「両側」の前頭連合野背外側部（BA9, 46），運動眼野と前補足運動野，運動前野，島，頭頂連合野などであった。

以上のように，推論には脳の左右がどのように関わっているのかに関して，非侵襲的研究の結果は一致していない。

▶ 合理的推論と情動的推論

8章でより詳しく述べるが，推論にはもっぱら理詰めで行うもの（合理的推論）と，好き嫌い，脅威などの情動に左右される情動的推論がある。この2種類の推論には前頭連合野の異なった部位が関与していることを示した研究がある。ゴールとドーラン（Goel & Dolan, 2003）は情動内容を含むものと含まないもの，という2種類の推論課題と，情動内容を含むあるいは含まない（推論を要求しない）単なる叙述，という4条件でfMRI実験を行った。それぞれの刺激文は以下のようなものである。

情動内容を含む推論課題：

Some wars are not unjustified.（すべての戦争が不当ではない。）

All wars involve raping of women.（戦争には常に婦人に対するレイプが伴う。）

Some raping of women is not unjustified.（婦人に対するレイプのすべてが不当というわけではない。）

情動内容を含まない推論課題：

Some Canadians are not children.（すべてのカナダ人が子どもではない。）

All Canadians are people.（カナダ人は常に人民である。）

Some people are not children.（人民のすべてが子どもというわけではない。）

情動内容を含む単なる記述：
Some wars are not unjustified.（すべての戦争が不当ではない。）
All wars involve raping of women.（戦争には常に婦人に対するレイプが伴う。）
Some Indians are dishonest.（インド人には不正直な人がいる。）

情動内容を含まない単なる記述：
Some Canadians are not children.（すべてのカナダ人が子どもではない。）
All Canadians are people.（カナダ人は常に人民である。）
Some babies are curious.（子どもには好奇心が強いものがいる。）

　実験の結果，情動内容を含まない合理的な（クールな）推論には前頭連合野背外側部の活動上昇と腹外側部の活動抑制が，情動内容を含む（ホットな）推論には前頭連合野の腹外側部の活動上昇と背外側部の活動抑制が見られた。

▶ ウィスコンシン・カード分類課題の非侵襲的研究
　2章で述べたように，反応基準の切り替えが要求される「次元間移行」課題には前頭連合野の重要であることが損傷研究において示されている（Owen et al., 1991）。非侵襲的研究においては，次元内移行には感覚性皮質が，次元間移行には背外側前頭連合野の活性化が報告されている（Rogers et al., 2000）。
　反応基準の切り替えが要求され，前頭連合野における損傷の有無に関するスクリーニングにも用いられるウィスコンシン・カード分類課題は，ワーキングメモリー課題の代表の一つとされる。実際，初期のPET研究では，この課題の遂行に伴って両側の前頭連合野背外側部，頭頂連合野，視覚前野，小脳などのワーキングメモリー関連部位の活性化が示された（Berman et al., 1995；Nagahama et al., 1996）。しかしこの課題遂行には，以前は正しかっ

たが現在は正しくない反応を抑制したり，新しい分類基準を推測したり，推測にもとづいて反応基準を切り替えたりするというような多様な機能が関係している。中でも反応基準の切り替えは，この課題遂行にもっとも重要な側面と考えられる。長浜らのその後のfMRI研究（Nagahama et al., 2001）では，反応基準の切り替えに関係して右側の背外側部前頭連合野と両側の腹内側前頭連合野の活性化が見出されている。長浜らによれば，両側の腹内側前頭連合野は逆転学習などに伴っても活性化することから，より基本的な刺激—反応連合の逆転に関係しており，背外側部前頭連合野はWCSTの反応基準の切り替えで特異的に活性化することから，切り替え機能そのものに関係しているとされる。

　小西らも「反応基準の切り替え」に焦点を当てたfMRI研究を行い，前頭連合野の後方下部（BA44，45）が左右とも活性化することを見出した（Konishi et al., 1999）。その後の研究で彼らはさらに，前頭連合野で活性化する左右の部位が異なった役割を果たしていることを見出した。この課題では分類の基準が予告なく変化するため，基準が変わった直後には被験者は必ずエラーをすることになる。そしてこのエラーというフィードバック情報にもとづいて，被験者は分類の基準を新たなものに切り替えるわけである。彼らによると，この「フィードバック情報をとらえる」には前頭連合野後方下部の左側が，「分類基準の変更」（反応基準の切り替え）には前頭連合野後方下部の右側がより重要な役割を果たすとされる（Konishi et al., 2002）。面白いことに，この右側の前頭連合野部位はGo/No-go課題において，No-go反応という，運動反応を積極的に抑制することを求められたときに活性化する部位とオーバーラップしているのである（Konishi et al., 1999）。フィードバック情報をとらえる，という働きと，反応抑制の働きには共通するメカニズムがあるのかもしれないと考えられている。

　モンチら（Monchi et al., 2001）はやはりこの課題における反応基準の切り替えに注目してfMRI実験を行った。そして，フィードバックが与えられると，それが正のものでも負のものでも前頭連合野の背外側部は活性化する

のに対し，腹内側部（と大脳基底核）は負のフィードバックでのみ活性化することを見出した。なお，彼らも小西らの見出した前頭連合野後方下部で活性化を見ているが，彼らによればこの部位の活性化は反応基準の切り替えではなく，条件性弁別学習に関係しているとされる。

▶ ハイブリッド fMRI 法によるウィスコンシン・カード分類課題の研究

最近のブレーバー（Braver et al., 2003）の研究では，ブロックデザインと事象関連デザイン（4章参照）の両方を組み合わせた「ハイブリッド fMRI 法」により反応基準の切り替えに関する脳メカニズムが調べられた。ブロックデザインによる分析によると，反応基準の切り替えを要求される課題事態では，そうでない事態と比べて，右の前頭連合野前部において持続的な活動の上昇が見られた。一方，左の前頭連合野前部と左の頭頂連合野上部は，ブロックデザインによる分析では課題による差は見られなかったものの，事象関連法による分析によると「反応基準の切り替え」に関係して活動性の上昇が見出された。ブレーバーによると，右前頭連合野前方部の活性化は反応基準の切り替えが要求されるという「認知的負荷」の大きさを反映しており，左前頭連合野前方部は反応基準情報の内的表象を，頭頂連合野上部は切り替えに伴う反応基準情報の更新に関係していると解釈されている。

このように，反応基準の切り替えには前頭連合野が重要である，とすることに関しては多くの研究結果は一致しているが，前頭連合野内の個々の部位の機能的違いということになると，必ずしも一致していないという程度ではなく，かなり相違が見られる。これは同じ「反応基準の切り替え」と言っても，課題の違いにより心的操作は異なっていること，さらには微妙な差異を見出すほどには現在の非侵襲的脳機能測定法は十分な解像力を持っていないことが原因と考えられる。

▶ 推論と前頭極の活性化

推論に関係して，最近の研究では前頭連合野の一番前の部分（BA10；前

頭極とも呼ぶ)の活性化を報告するものが多い。クリストフら(Christoff et al., 2001)はレーヴン漸進マトリックス検査(RPM)課題下でfMRI実験を行い,「関係性の統合が要求される」レベル2でのみ右背外側前頭連合野と両側(左が強い)の前頭極が活性化することを示した。クローガーら(Kroger et al., 2002)は上記の研究を発展させ,0～4次元のRPM課題でfMRI実験を行い,関係性が増すとともに(複雑さが増すとともに),背外側前頭連合野と頭頂連合野の活性化が大きくなると同時に,前頭極で活性化が大きくなることを示した。プラニングと推論が要求されるロンドン塔課題でのPET研究でも(Baker et al., 1996),前頭連合野背外側部,前部帯状皮質,頭頂連合野,視覚前野などの視覚ワーキングメモリー関連部位での活性化とともに前頭極の活性化が見出された。このロンドン塔課題の中でも,各ビーズ玉をどのような順序でどのように移動させるかに関する「関係性の統合」に前頭極はとくに関係していると考えることができる。

　推論に限らず,前頭極は複雑な課題下でよく活性化が報告されている。人工的な文法のルールを学び,それを当てはめて範疇化するという課題では,その学習に伴って前頭極が活性化すること,さらにルールの変更に伴う反応基準の切り替えと反応抑制により,やはり同じ部位が活性化すること,学習が十分できると活性化しなくなることが示されている(Strange et al., 2001)。ヴォーゲルスら(Vogels, 1999)も視覚図形の範疇化学習に伴って前頭連合野の外側部,前頭眼窩野,上側頭連合野,中側頭連合野,頭頂連合野,それに線条体などとともに前頭極が活性化することを見出している。

　こうしたルールにもとづく範疇化の学習に前頭連合野,とくに前頭極が重要な役割を果たすのに対し,いろいろな例を見る中で意図せずに半ば無意識のうちに範疇化を学ぶ,というような場合には視覚野などの感覚関連領野が活性化し,前頭連合野や前部帯状皮質などの活動性はむしろ低くなる(Skosnik et al., 2002)。なお,範疇化が自動的に行われるようになると,感覚性皮質の活動も減少するようになる(Reber et al., 1998)。これは刺激情報処理をより効率的に行うようになることを反映しているものと考えられる。

前頭極に限局した活性化を見たものにケーチリンら（Koechlin et al., 1999）の研究がある。彼らはブランチング課題（branching task）という課題に関係してfMRI実験を行った。この課題で被験者は，1つのワーキングメモリー課題の目標（主目標）を表象として保持しながら，同時に別の課題における目標（副目標）を次々に達成することを求められた。ここでは被験者が次々に副目標を達成するための認知資源を使いながら，副目標が達成されるたびに主目標の達成に関係した表象に戻ることを求められたとき，前頭極で選択的な活性化が見られた。その後の研究で，別の種類のブランチング課題においても前頭極の選択的活性化が認められている（Braver & Bongiolatti, 2002）。

7 思考の発達と脳

　子どものものの考え方が大人のものとは違うことは誰しもが気づくことである。子どものものの考え方の特徴や、発達に伴って子どもの思考がどのように変化するのか、という問題に関してはピアジェのものを始め多くの研究がなされてきている。一方、年をとると頭が固くなることは昔から言われているが、人口構造の老齢化に伴い、高齢になると思考がどのように変化するのかについても最近は注目されている。この章では、生まれてからの発達の過程で思考に関係する脳、とくに前頭連合野がどのような変化を示すのか、一方老化に伴って脳にはどのような変化が生じるのか、そしてそれは思考の変化とどのように関係しているのか、について述べることにする。

▶ 発達脳における「刈り込み」

　生後の脳の発達速度は均一ではなく、前頭連合野はその成熟にもっとも時間のかかる部位として知られている。神経線維の「髄鞘化」は、神経情報の伝達を速く効率的に行うのに重要であるが、前頭連合野ではこれがもっとも遅れて始まることが知られている。また、前頭連合野の髄鞘化が一応の完成に至るには10年以上かかるとされている（Fuster, 1997）。一方、前頭連合野は老化に伴ってもっとも早くその機能の低下する部位の一つである。

　脳の重さは誕生直後に400gぐらいしかないが、大人では1,400gほどになることから、神経細胞数も大人になるとともに増加すると思われがちである

が，事実はその直感に反する。神経細胞は生後分裂能力がなくなり，特殊な場合を除き（細胞のガン化など）その数が増加することはない（もっとも最近では記憶に関わる海馬において大人でも細胞数が増加したという報告もある）。生後の脳重量の増加は支持細胞であるグリア細胞や血管の増殖，神経細胞の突起の成長などによるものなのである（津本, 1986）。ハッテンロッカーらはヒト前頭連合野背外側部にあるⅢ層錐体細胞のシナプス形成やシナプス密度，シナプス数を年代ごとに調べている（Huttenlocher & Dabholkar, 1997）。シナプス密度を例にとると，出生直前から急速に増え始め，生まれたときには成人と同じレベルに達している。これはさらに1歳まで増加し続け，そこで成人の2倍近いレベルになる。その後しばらくは高いレベルを保つが，7歳ごろからは減少が始まり，その減少は16歳まで続いて終わる。その結果，シナプス密度は大人では1歳時の60％ほどになる（図7-1）。

　視覚1次野ではそうした変化は前頭連合野より早く起こる。シナプス密度は生後4カ月で最大となり，およそ5歳までその高いレベルが続いた後に減少が始まる（Huttenlocher, 1990）。シナプスは，いったん過剰に作ってお

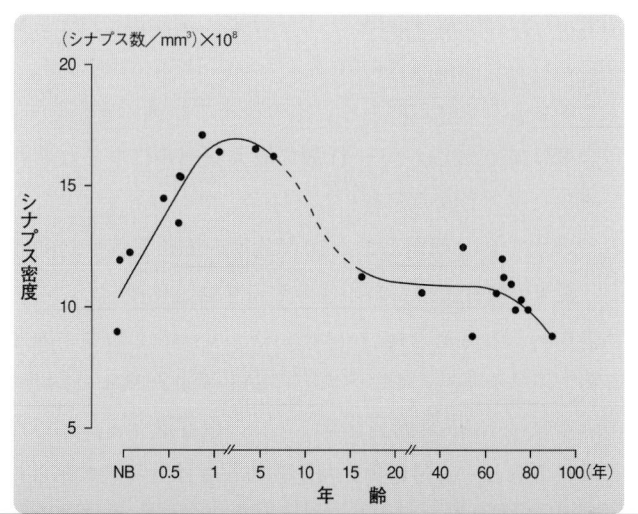

図7-1　人の年齢の違いによる前頭連合野背外側部第Ⅲ層錐体細胞のシナプス密度の違い（Huttenlocher & Dabholkar, 1997より改変）

て，それから約半分ほどに減らすという過程が大脳のどこでも見られる。その減らす過程を「刈り込み」（pruning）と呼ぶが，この刈り込みの時期に適切な刺激を受けるか否かが，脳の正常な機能発達に必須であることが知られている。たとえばこの刈り込みの時期に正常な視覚刺激を受けないと，正常な視覚機能を持つことができなくなる。この刈り込みは，重要でない神経細胞間の結びつきを取り去るという機能的意義があると考えられている（津本，1986）。つまり最初に必要とされる以上のシナプスを作り出しておき，それらの競合の中から必要な接続を残すというわけである。そしてこのシナプス数が最大のときに可塑性はもっとも大きいと考えられている。前頭連合野においてはこの刈り込みの時期が他の部位より遅く始まり，かつ長く持続することから，前頭連合野は他の脳部位に比べて可塑的変化を示す時期が長いということになる。

▶ 発達脳の非侵襲的研究

　最近は脳の発達研究に非侵襲的方法も用いられるようになった。チェガニらのPET研究（Chugani et al., 1987）によると，前頭連合野を含む大脳皮質の生誕直後における代謝は成人の70％くらいのレベルであるが，2〜3歳でそれが成人の約2倍のレベルになる。その後その状態で安定しているが，8歳ごろから今度は減り始め，16〜17歳で成人レベルになるとされる。この傾向は上記のシナプス形成の経過とよく対応している。

　ごく最近，とかく社会問題となる10代前半の脳にも興味が向けられるようになった。従来の研究ではこの年代のデータは（死後脳そのものがこの年代のものは少ないこともあり），ハッテンロッカーのものを始めとして抜け落ちている場合が多かった。ギードら（Giedd et al., 1999）はMRIを用いて，10代の少年・少女約150人の脳を2年ごとに何度も調べる，という試みをしている。それによると，前頭連合野の皮質の厚さは（従来考えられていたように）8歳ごろから一貫して減少し続けるのではなく，10代前半にもう一度増加することが明らかになった。つまりこの時期にもう一度「刈り込み」の

時期があるらしいことがわかってきたのである。10代前半（男では平均12歳，女では平均11歳というおよそ生殖機能の発達が始まる時期）に神経細胞の樹状突起やシナプスの増加があり，それから再度刈り込みが行われるとしたら，思春期は幼少時と同様に「環境や本人の活動が脳の発達パターンを左右する決定的な時期」といういうことになるわけである（Strauch, 2003）。ちなみにその後の12～20歳間では，大脳皮質の厚みが7～10％程度減少するという結果も得られている。

　こうした再刈り込みの前後で脳は環境に対して異なった仕方で対処しているようである。9歳と18歳の被験者にワーキングメモリー課題を課したfMRI実験によると，年齢の上昇に伴い前頭連合野上部，頭頂連合野で活性化量の上昇する傾向が見られ，しかも課題成績と活性化の程度に相関が見られている（Klingberg, 2002）。これは発達に伴って，認知課題遂行に前頭連合野や頭頂連合野が「より大きく」関わるようになることを示すものと考えられている。

▶ ピアジェの発達段階と前頭連合野の発達

　発達心理学者のピアジェ（Piaget, J.）によれば，児童の思考の発達において，1歳，7歳，11歳ごろに質的な変化が見られるとされる。このことは，直接の因果関係が明らかになっているわけではないものの，前頭連合野の発達と興味ある対応をなしている。ピアジェによると0歳から1.5～2歳の感覚運動期には，対象の認知が感覚と運動により行われ，そこに内的な思考の過程はないとされる。この段階はさらにⅠ～Ⅳ期の6つの時期に分けられている。次の7～8歳までの前操作期には，「ごっこ遊び」ができるようになることに見られるように，児童は外界の事象を内的に表象して処理することができるようになる。ただその思考はまだ論理的なものではなく，「自己中心的」なものである。また数や量の「保存」の概念はまだない（同じ高さまで水が入った同一のコップの一方を細長いコップに移すと，そちらのほうが多いと答える）。この時期にはまた，2つ以上のことを表象したり，視点を変えた

見方をしたりすることができない。またGo/No-go課題がまだうまくできず、優勢な反応傾向を抑制することもできない。11～12歳までの具体的操作期には保存概念もでき、さらに可逆操作も行えるようになる。自分が具体的に理解できる範囲のものに対しては「因果性」などの論理操作も可能になる。11～12歳以後の形式的操作期になると、形式的、抽象的な思考が可能となり、演繹的な思考も行えるようになる。ピアジェの発達段階に関しては、出題の仕方を変えたり、解き方を教えたりすると、特定の発達段階に至っていない子どもも当該の発達段階の課題にパスするようになる、などの実験的事実や、発達はより漸進的なものである、とする批判は多いが、ピアジェの説の部分的な批判に止まっており、彼の説の大筋は多くの研究者に受け入れられている。

▶ A not B 課題と前頭連合野の発達

　前頭連合野の発達と、思考の基礎であるワーキングメモリー課題の遂行能力を関係づけたダイアモンド（Diamond, A.）らの研究によると、サルでも人でも、前頭連合野の発達とワーキングメモリー能力の増加によい対応のあることが明らかにされている（Diamond, 1990）。

　ピアジェの感覚運動期の第IV期のテストとして児童心理学で広く用いられている「A not B課題」は、物が目の前からなくなっても存在し続けるという「物体の永続性概念」の有無を調べるためのものである。これは動物で主に用いられる「遅延反応課題」と基本的に同じ側面を調べている。遅延反応では、報酬が各試行ごとに左右ランダムにおかれるのに対し、「A not B課題」では一定の数の正解（2回の場合が多い）が、右か左で続いた後に報酬が別の側に変わる、という点に違いがある。7.5カ月齢以下の幼児には、遅延が数秒でもこの「A not B課題」は困難である。ここでは、最初の側には正しく反応しても、正解の側が変わるとそちらに反応せずに、前に正解であった側に固執する傾向が見られる（前の試行ではAの側が正解で、今度の試行ではBの側が正解になっても、相変わらず「Aを選びBを選ばない（A not B）」

ことからこのテストの名前は来ている）。これは前頭連合野を破壊して遅延反応ができなくなった大人サルに見られる傾向に等しい。つまり7.5カ月齢以下の幼児では，前頭連合野が未成熟なためにこの「A not B 課題」ができないのである。

　ダイアモンドは産まれて間もなくから，いろいろな月齢のヒトとサルについて「A not B 課題」と遅延反応の学習能力を調べてみたところ，この両テストの成績はヒトでもサルでもよく似た経過で向上することを見出した（**図7-2**）。ヒトの7.5〜12月（サルでは2〜4カ月）には前頭連合野錐体細胞の軸索の長さ，数の増大が顕著であり，神経細胞間の結びつきも密になることから，これが「A not B 課題」の成績の上昇と関係していると考えられる。

　ダイアモンドはさらにこうした前頭連合野の発達に果たす神経伝達物質ドーパミンの役割に注目している。前頭連合野においてドーパミン濃度は生後すぐから成人になるまで一貫して増加することが知られている。ダイアモンド（Diamond, 2003）によると，7.5〜12カ月の成績向上は，ドーパミン支配の増加（ドーパミンの濃度のレベルでも，受容体の密度のレベルでも）にもよく対応しているのである。

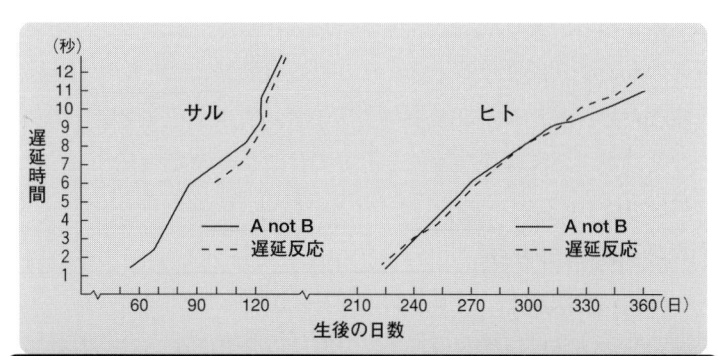

図7-2　前頭連合野の発達に伴う遅延反応課題とA not B課題の遂行成績
（Diamond, 1990より改変）

サルとヒトが両課題で，各日齢ではどれだけの遅延なら正しく反応できるのかを調べたもの。サルでは生後50〜125日の間に，半月で約2秒の割合で遅延が伸びている。一方，ヒトでは生後225日〜360日の間に，1カ月に約2秒の割合で遅延が伸びていることがわかる。

▶ フェニールケトン尿症と前頭連合野機能障害

　ダイアモンドはドーパミンの欠乏と前頭連合野の高次機能に着目して，遺伝病の一つであるフェニールケトン尿症という患者について詳しく調べた（Diamond, 2003）。フェニールアラニン（Phe）はミルクや肉，魚などに含まれる必須アミノ酸であり，摂取されるとPhe水酸化酵素によりチロシン（ドーパミンの原料）に変換される。この病気の患者は，Phe水酸化酵素を体内で作ることができないため，Pheの血中濃度が過剰になる（正常の10倍にもなる）。過剰なPheは神経毒であり，フェニールケトン尿症の子どもは生まれてすぐに適切な処置をしないと，脳損傷と重度の精神遅滞が生じることになる。治療はミルク，肉や魚などを大幅に制限した低フェニールアラニン食にすることしかない。ただ大幅な食餌制限をしたとしてもPheをゼロにはできないために，患者のPhe値は正常の3〜5倍程度にはなってしまう。そのため，若干の精神遅滞は避けられず，IQは80〜90くらいになる。

　重要なのはこうした食事のために患者の脳ではチロシンができないことである。思考に重要な役割を果たすドーパミンはチロシンから造られるが，チロシンの欠乏がドーパミンの欠乏をもたらすのである。チロシンは別の形で補給はするものの，チロシンレベルは正常より低く，脳内ドーパミンレベルも健常者のものより低くなってしまう。その結果フェニールケトン尿症患者は，前頭連合野が重要な役割を果たすワーキングメモリーやプログラミング，推論，行動抑制などに顕著な障害を示すことになるのである。

▶ 幼児期の前頭連合野損傷

　脳は一般に，発達途中（つまり幼少期）に損傷を受けた場合は，発達が完成した後に損傷を受けた場合に比べて，障害の程度が小さいことが知られている（ケナードの原理；Kennard, 1942）。発達途中の脳は可塑性が大きいため，成長の過程で障害を克服できる割合が大きくなると考えられている。言語能力に関しても，言葉がまだ十分発達する前に言語関連脳部位に損傷を受けた場合には，他の脳部位（主に右脳における言語野脳相当部位）が可塑性

変化をすることでその機能を受け持つことができ，言語が発達した後に損傷を受けた場合に比べて言語障害は小さくなることが知られている。しかし幼少時における左半球言語野の損傷を右半球機能で補償できた場合でも，詳細な言語能力テストをしてみると，複雑な文法的処理には障害が見られることから，幼少期における左半球の言語野の損傷は，右半球により100％補償されるわけではない（津本, 1986）。

　前頭連合野機能に関してはどうであろうか？　サルの前頭連合野背外側部を幼少時（2歳以下）に破壊しても，遅延反応課題の遂行に障害は見られないし，生まれる前の胎児の段階で破壊した場合でも，生後の遅延反応遂行に障害は見られていない。一方，サルの幼少期に前頭眼窩野を破壊すると，成長してから破壊するのと同じような行動障害の生じることも示されており，発達に時間のかかる前頭連合野背外側部は可塑的な期間が長い，と考えられる（Fuster, 1997）。しかし1.5～2.5カ月齢のサルの前頭連合野背外側部を破壊して，1年目にテストすると障害は見られないのに，2.5年目にテストすると有意な障害が見られた，という報告もあり，サルの幼少期における前頭連合野背外側部破壊の影響は，必ずしも常に補償されるというわけではない（Goldman-Rakic, 1983）。

　ヒトの場合はどうであろうか？　これに関しては結論を出すのに十分なデータがない，というのが現状である。幼少期に前頭連合野の損傷が起こったことが確認でき，その後に前頭連合野機能を大人になるまで調べる，というようなことができた例はきわめて少ないのである。最近はMRIを幼少児に用いても危険性はほとんどないことが認められるようになり，幼少児において前頭連合野の損傷の有無を確認することがようやくできるようになった。幼少児の前頭連合野損傷の影響に関する研究はこれから，ということである。ただ，これまでの断片的なデータから，幼少期の損傷で補償メカニズムが比較的よく働くことが知られている感覚—運動野の損傷の場合と比べて，前頭連合野においては幼少期の損傷でそれに匹敵するような可塑的変化が見られるわけではないという傾向が見出されている。

A not B課題の遂行のような比較的早く発達する機能に関しては，この機能発達が完成した後の損傷である限り，幼少児の前頭連合野損傷も可塑性変化により十分に補償される。一方，幼少期の損傷直後には目に見える障害はないものの，何年かしてから（成人してからの損傷に匹敵するような）障害が現れてくる場合もある。この障害は通常ならもっと後に発達する当該の機能が発達する機会を奪われ，しかも他の脳部位が補償することができなかったために生じたと考えられる。さらに機能によっては，前頭連合野を幼少期に損傷を受けたときのほうが，成長してから損傷を受けたときより障害が大きくなる場合も見られる。問題解決，認知的柔軟さ，反応抑制というような前頭連合野背外側部が重要な役割を果たす機能は，成長の過程における環境からの刺激にもとづく可塑的変化によって発達すると考えられるが，こうした機能は他の部位によって補償することは困難なようである（Eslinger et al., 1997）。

▶ 老化と前頭連合野の機能低下

　老化に伴って思考能力が低下する傾向にあることは広く認められている。ただ，年齢が増すとともに人はいろいろな脳の疾病を抱えることになり，思考能力，思考様式の変化はそうした脳の疾病を反映したものである可能性も少なくない。実際，アルツハイマー病，パーキンソン病患者などには思考を始めいろいろな認知障害が見られる。そのため，疾病を伴わない「健康な老化」に伴う思考の変化を調べることは必ずしも容易ではないが，ここではヘデンとガブリエリの総説（Hedden & Gabrieli, 2004）を参照しながら，「健常な生活を送る高齢者」に見られる前頭連合野の構造と機能の変化に注目してみることにする。

　前頭連合野は十分な発達に20年ほど要することはすでに述べたが，その後はゆっくりではあるが退化の道を歩むことになる。前頭連合野の容積は20歳代から10年ごとに約5％ずつ減少する，という報告もあり，80歳代では容積が20歳代の70％くらいになるとされる。なお灰白質はこのように

徐々に減少するのに対し，白質のほうは70歳を過ぎてから急速に減少することも知られている。前頭連合野と結びつきが強い線条体も10年ごとに約3％の容積減を続ける。これは80歳代でもほとんど2歳代と容積に変化のない1次視覚野の場合と対照的である。なお記憶に重要な海馬の容積は50歳代半ばから急速に減少することが示されている（**図7-3**）。こうした脳容積の変化は，細胞死よりも，もっぱらシナプス密度の減少が原因とされている。こうした脳そのものの萎縮とともに，高次認知機能に重要な前頭葉―基底核系神経伝達物質である，ドーパミン，ノルエピネフリン，セロトニンやそれらの受容体も大きく減少することが知られている。たとえば前頭連合野の

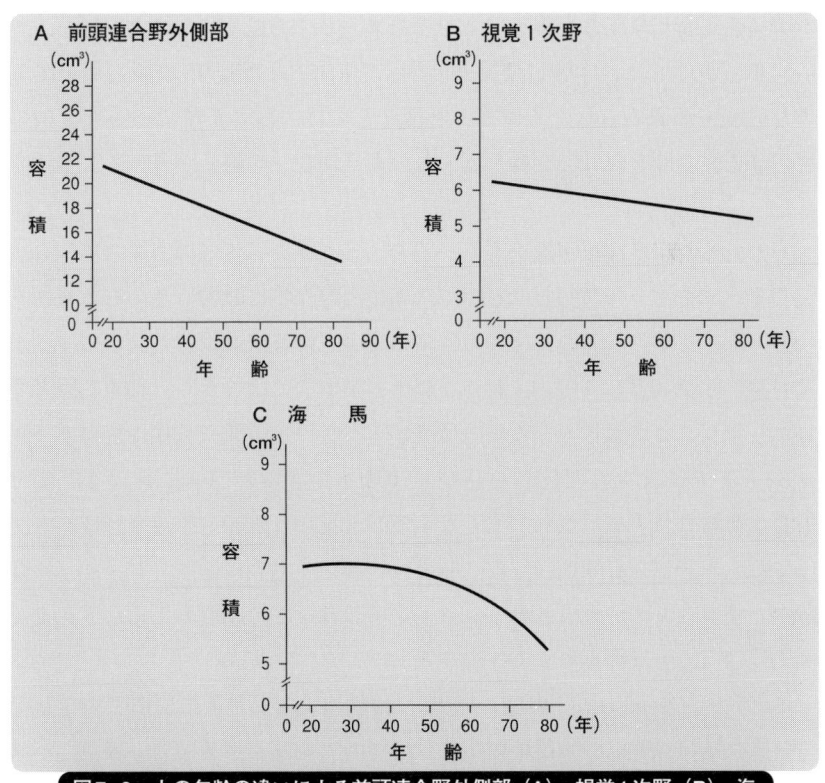

図7-3 人の年齢の違いによる前頭連合野外側部（A），視覚1次野（B），海馬（C）の容積の違い（Hedden & Gabrieli, 2004 より改変）

D2受容体密度は40歳くらいから10年ごとに8％ずつ減少し，それと並行して前頭連合野のグルコース代謝も減少すること，前頭連合野機能に関わりの深い課題である反応抑制課題，WCSTなどの成績が低下することも示されている。

　サルにおいても老化による神経伝達物質の変化が認められており，サルでは前頭連合野のドーパミンが18歳で最大値から56％も減少し，ノルエピネフリンもそれに匹敵した減少を示す。ムーアら（Moore et al., 2003）は前頭連合野においてドーパミンやノルエピネフリンの減少している老齢サル（24〜30歳）にWCSTのサル版を課し，老齢サルの抽象，概念形成，反応基準の切り替えなどの能力を調べた。その結果，ヒトで見られたのと同様に，老齢サルにおいては，学習に要する時間においても，課題の成績においても，著しい障害が認められた。障害の特徴としては，前に正解であったものの，現在は正解ではない反応を繰り返すという「保続」の誤りが多いことも示された。

　一方老齢者は豊富な知識をもち，若者にはできない思考のできる場合も少なくない。また十分学習したもので自動化した作業に障害はないことも知られている。しかし，前頭連合野の容積の減少や神経伝達物質の減少に伴い思考の柔軟性が減少し，複雑，新奇な刺激を効率的に扱ったり，抽象的思考をしたりすることが難しくなる傾向は避けられない。言語や数操作能力は，20〜60歳までは大きく変化しないが，70歳を過ぎると急速に衰える。また，不要な刺激にわずらわされやすくなる傾向も見られる。前頭連合野機能に関係するテストであるWCST，自己順序づけ課題などのワーキングメモリー課題や，プラニングが要求されるロンドン塔課題などの成績も悪くなり，また，次元外移行にも障害を示すようになる。

　ヘッドら（Head et al., 2002）は22〜80歳の成人を対象にMRIで測定した前頭連合野背外側部の容積の変化と，言語的ワーキングメモリー課題，ハノイの塔課題（ロンドン塔課題と類似した課題），WCST課題の成績との関係について調べた。老化に伴う前頭連合野の容積の減少と課題の成績（WCST

課題の保続の誤り，ハノイの塔課題で正解までの移動数や所要時間）の間には有意な相関が見られた。ただ，どの年代の被験者でも，こうした課題に習熟するともはや相関は見られなかった。

▶ 老齢者における思考の非侵襲的研究

若者と老齢者の，思考に伴う脳活動の違いを調べる非侵襲的研究も数多く行われている。ここでもヘデンとガブリエリ，それにロイター＝ロレンツの総説（Hedden & Gabrieli, 2004；Reuter-Lorenz, 2003）を参照しながら述べることにする。非侵襲的研究では多くの場合，老化とともに前頭連合野の活動性が小さくなることが示されており，老化に伴う思考能力の低下に，前頭連合野機能の低下が大いに関係していると考えられる。しかし前頭連合野機能の低下は一律ではない。前頭連合野の外側下部はNo-go反応の遂行など，行動抑制に重要であることが知られているが（6章参照），老齢者ではとくにこの部位の活動性が小さい。老齢者がいろいろな事態で「妨害を受けやすい」ことに，この部位の選択的な活動性減少が関係しているのではないかと考えられる。

一方，老齢者が時には若者より大きな前頭連合野の活性化を示すこともある。その場合は若者で活性化する半球とは反対側（若者で左側なら老齢者では右側で）の半球の前頭連合野で活動性の上昇が見られることが多い。カベサら（Cabeza et al., 2002）は前頭連合野が重要な役割を果たす出典情報（どこで，いつ，誰から得た情報かという内容）に関する記憶テストにおいて，若年者，成績の良い老齢者，成績の悪い老齢者をPETを用いて比較した。その結果，若年者は出典情報の想起に関して「右」前頭連合野の活性化を示した。成績の悪い老齢者も若者と同じ活性化のパターンを示したが，成績の良い老齢者は「右」だけでなく「左」前頭連合野の活性化も示した。このように老齢者では半球間非対称が減少する傾向にある。これは若者では片半球の活性化だけで処理できるような事態でも，老齢者が同じように対処するためには，両半球の前頭連合野を動員しなければならないことを示していると

考えられる。

　前頭連合野内の部位により老化の作用が異なる，という報告もある。ワーキングメモリー課題遂行中，前頭連合野の腹外側部の活性化は若者も老齢者もほぼ等しい。しかし背外側部の活性化は老化に伴い減少する傾向にある。とくに記憶負荷が大きい場合には，背外側部に代わって左前頭極の活動性の増大する傾向が認められている。これは前頭連合野背外側部の機能低下を前頭極の活動上昇により補償するメカニズムと関係しているのではないかと考えられる。さらにワーキングメモリー課題中の前頭連合野背外側部の活動性は，成績の良い若者では小さく成績の悪い若者では大きいのに対し，成績の良い老年者でも大きく成績の悪い老年者では小さい，という結果も得られている（Rypma & D'Esposito, 2000）。これは被験者にとって易しい課題では，前頭連合野背外側部は活性化が小さいこと，難しいものであれば活動性が大きくなること，あまりにも困難な場合は（老齢者にとって難し過ぎる場合は）課題に立ち向かわずにあきらめてしまい，その結果活動性が小さくなることを示していると考えられる。

　この例のように，老齢者の活動パターンは課題成績が悪い若者のものと類似している場合が少なくない。課題成績の悪い若者が，前頭連合野のいろいろな部位を総動員して何とか課題に対処しようとする場合は，ある意味で老齢者の課題事態に対する対処の仕方と類似していると言えるのかもしれない。

　それに関連して，老齢者の前頭連合野の活動パターンは，老齢者の課題に対処するために取るストラテジーの違いにより異なることも示されている。そしてもちろん成績の良い老齢者と成績の悪い老齢者の活動パターンも異なる場合が多い。そのため，老齢者の前頭連合野活動は，その成績やストラテジーも考慮に入れて解釈する必要があると言えよう。

　さらにもう一つクリティカルなのは，老齢者と若者では心臓血管系の働きに明らかに差があることである。fMRI信号は血管系の働きによって大きく異なってくる（一般に老齢者において小さく，また出現が遅くなる）。そのため，若者と老齢者のfMRI信号を直接比較することにはいろいろ問題があることにも注意する必要がある（D'Esposito et al., 2003）。

III

思考と脳をめぐるトピックス

8 ソマティック・マーカー仮説と前頭連合野腹内側部

　これまでの章では，思考の研究法，思考に伴う脳活動，思考の発達を支える脳メカニズムについて主に前頭連合野機能と関連させて述べてきた。第Ⅲ部では，思考に関する最新のトピックスに関し，これまで述べてきた内容との関連で考えることにする。最初にこの章では，意思決定のメカニズムに関し最近注目を浴びている「ソマティック・マーカー仮説」について述べることにする。

▶ 正解のない状況での意思決定

　われわれは人生の中で多くの意思決定場面に直面する。たとえば，①今日の昼食はラーメンにしようか，カレーライスにしようかというような「日常的な」場面，②長期休暇には自宅でのんびりしようか，それとも旅行に出ようか，旅行に出るとしたら国内か海外か，などのよくある「身近な」場面，そして③どの学校を受験すべきなのか，今付き合っている彼あるいは彼女と結婚すべきか否か，今の仕事を続けるべきか見切りをつけて別の仕事に早くつくべきか，というような「人生の岐路になるような」場面まで，いろいろな場面がある。こうした意思決定場面において，できるだけ多くの情報を集め，それにもとづき理詰めで結論を得る，という場合には「帰納的，あるいは演繹的な推論」が求められることになり，そこでは前頭連合野の背外側部や前頭極が重要な役割を果たすことは6章で述べた。

しかし人生においては理詰めで結論が出せるような意思決定場面のほうがむしろ少ないのではないだろうか？　この会社に就職して自分は能力を発揮し，昇進もできるだろうか，とか，この人と結婚して将来幸せになれるだろうか？という問いに対して，理詰めの思考をする上で必要な情報は通常の場合決定的に不足しており，いくら考えても「これしかない」というような解は見つからない場合が多い。しかし現実にはわれわれはその時々で意思決定を迫られ，そして実際にそれを行っているのである。

こうした意思決定，とくにいろいろな選択肢があり得る中で「正解」と言うべきものがそもそもあるかどうかはっきりしないような状況で人の行う選択には，ある特有の傾向が見られることも知られている。こうした傾向について詳しく分析したのがトゥベルスキーとカーネマン（Tversky & Kahneman, 1974）である。彼らは人の意思決定の過程が必ずしも論理的な道筋に沿ったものではなく，一見論理的に見えながら，かなりの部分が背後の知識，文脈，期待，そのときの感情などに依存した，直感的で「ヒューリスティック」なものであることを示している（3章参照）。そしてそのヒューリスティックな結論は，最適解ではないまでも，「適解」に近い場合が少なくないとされる。

▶ 意思決定の障害と前頭連合野腹内側部

ところが意思決定においていつも適解とはほど遠い結論を出してしまう人たちもいるのである。この本の最初に紹介したフィネアス・ゲージもその一人であったが，彼より詳しく調べられた人に「現代のフィネアス・ゲージ」とも呼ばれるエリオット，あるいはEVRのイニシャルで知られる患者がいる（Damasio, 1994）。商社で働いていたエリオットはかつてはよき夫，よき父であり，個人的にも，職業的にも，社会的にも，人のうらやむような立場にあった。しかし前頭連合野の一部に脳腫瘍ができ，その切除手術を受けてから人生が大きく変わってしまった。

手術後もエリオットの知能指数は正常以上であり，認知や記憶の障害は見

られていない。しかしそれとは対照的に,「社会的知能」の点で大きな障害が見られるようになった。たとえば,当面している事態が重要なものなのか些細なものなのかを評価したり,これからやらなければならないいくつかの事柄の間に優先順位をつけたりする場合,社会的な常識から大きくかけ離れた判断をしてしまうのである。(手術前の妻と離婚した後)周囲の皆が反対するようなタイプの伴侶を選びその結婚がすぐに破綻するとか,怪しげな儲け話に簡単に乗ってしまって大損をする,というようなことを繰り返しているのである。

　このエリオット,そしてこうした行動傾向を持つ人たちに障害が見られるのが,前頭連合野の「腹内側部」と呼ばれる部位である。この部位は**図8-1**に示すように前頭連合野の下面の前頭眼窩野(BA10, 11, 12, 47)と呼ばれる部分を中心に,一部前頭連合野の内側前部(BA10)も含む領域である。解剖学的には,この部位は視覚,聴覚,触覚だけでなく,味覚,嗅覚の情報も受け取るとともに,扁桃核を中心とした辺縁系と密接に結びつき,体内,内臓情報や感情,動機づけ情報も受け取っている。神経生理学的,神経心理

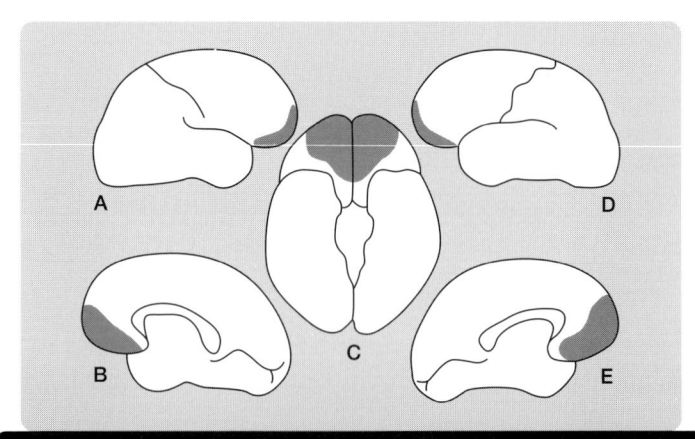

図8-1　前頭連合野腹内側部(影のついた部分) (Damasio, 1994より改変)

A；右脳の外側面, B；右脳の内側面, C；底面, D；左脳の外側面, E；左脳の内側面。

学的研究によれば，この部位は外的刺激と情動，動機づけ情報を結びつけるのにもっとも重要な役割を果たしていることが示されている（Rolls, 1999）。

▶ ソマティック・マーカー仮説

　エリオットを詳しく調べた脳科学者ダマジオは，こうした意思決定において障害の生じるメカニズムに関し「ソマティック・マーカー仮説」を提唱している（Damasio, 1994）。この仮説は次のようなものである。まずこのソマティックという用語であるが，ダマジオは情動，動機づけには常に身体的，内臓系の反応が付随すると考え，そうした身体的，内臓系の反応を「ソマティック反応」と呼んでいる。先に述べたように，①前頭連合野腹内側部は外的な刺激とそれに伴う情動，動機づけを連合する場所と考えられている。②そしてこの連合が成立している場合には，外的な刺激が認知されると，腹内側部でその連合にもとづいたソマティック反応を身体，内臓系に生じさせる信号が出る。③その信号は「良い」あるいは「悪い」という価値に従いマークされている。④このマーク機能は意思決定を効率的にするように作用する，というものである。

　たとえばオプションXの選択が悪い結果Yをもたらし，併せて罰とそれによる苦痛の身体状態を引き起こすという経験をすると，ソマティック・マーカーのシステムはこの経験にもとづくXとYとの結びつきを形成する。その後，その人がオプションXに再度直面するとか，結果Yについて考えるようなことがあると，ソマティック・マーカーは苦痛の身体状態を再現するように働き，「危険！」といった信号を送る，と考えるのである。

　われわれは日常生活において，数多くの行動オプション一つひとつについて将来の帰結を合理的に推論し，その中から最適なものを1つ選択するというような余裕はもっていない。ソマティック・マーカーは，その「素早く出る」という特性を活かし，合理的推論の前に適切なシナリオを自動的に検出し（じっくり考慮するに値しないものを即座に切り捨て），われわれが少数の選択肢から選べるようにしている。そして合理的推論がなされるのは，こ

の自動化された段階を経た後のことである,というのである。つまりソマティック・マーカーは,ある行動とその帰結の対を迅速に拒否したり,支持したりすることにより,意思決定を援助していると考えるわけである。将来が非常に不確実で曖昧な状況や,どの行動が最適であるかがはっきりしない状況では,このソマティック・マーカーの信号は,限られた時間内での結論を得る上で効率的に働くと考えるのである。カーネマンの言うヒューリスティックにもとづく意思決定にも,このソマティック・マーカーは重要な役割を果たしているのではないかと考えられる。

▶ ソマティック・マーカー仮説の拡張

　ダマジオはこの仮説の拡張として,ソマティック・マーカーのメカニズムは1つではなく,2つあると考えている。まず基本的なメカニズムが作用する場合は,前頭連合野腹内側部とそこに密接に結びついている扁桃核が身体,内臓反応を引き起こし,その信号が体性感覚皮質に送られ,それに注意が向けられることにより意思決定が影響を受ける。もう一つの場合には,身体部位が「バイパス」される。すなわち前頭連合野腹内側部と扁桃核は体性感覚皮質に対して,ダイレクトにある活動パターンを自ら作り出すように命じるとされる。その活動パターンとは,もし身体がしかるべき状態に置かれ,その反応に伴う信号が体性感覚皮質に送られていればそこに届いたはずの活動パターンである。こうした場合に体性感覚皮質は,あたかもそれが特定の身体状態に関する信号を受け取っているかのように機能すると考えられる。この「as if」的活動パターンは,本物の身体状態が生み出す活動パターンと正確に同じではないが,同じように意思決定に影響を及ぼすと考えるのである。

　さらにダマジオはこのマーカーが意識されることもあれば無意識に作用する場合もあると考える。身体状態の信号,または「as if」的信号が活性化されても,何らかの理由によりそれに注意が向けられず意識にのぼらない場合でも,その信号が外界に対するわれわれの欲求的または嫌悪的態度を無意識のうちに支配しているメカニズムに作用し得ると考えるのである。

腹内側部が破壊されたエリオットのような患者においては，外部状況が認知された場合に通常なら生起するソマティック・マーカーが起こらないため，多数存在する選択可能性のある行動とその帰結が「同様な」情動的意味や価値しか持たないことになる。その場合は意思決定の過程はもっぱら論理操作の過程となり，マーカーがあれば可能であるような迅速，適切な行動ができなくなるわけである。ダマジオはそうなったエリオットについて次のように紹介している（Damasio, 1994）。

私はエリオットと次の来所日をいつにするかを相談していた。私は2つの日を候補に挙げた。どちらも翌月で，それぞれは数日離れていた。患者は手帳を取り出し，カレンダーを調べ始めた。そして何人かの研究者が目撃していたことだが，そのあとの行動が異常だった。ほとんど30分近く，患者はその2日について，都合がいいとか悪いとか，あれこれ理由を並べ立てた。先約があるとか，別の約束が間近にあるとか，天気がどうなりそうだとか，それこそだれでも考えつきそうなことを全て並べ立てた。平静に，退屈な費用便益（cost benefit）分析，果てしない話，実りのないオプションと帰結に関する比較を，我々に話していた。テーブルも叩かず，やめろとも言わず，こういった話に耳を傾けるのは大変な忍耐がいった。しかし，ついに我々は患者に，2番目の日に来たらどうか，と静かに言った。すると患者の反応もまた同じように静かで，しかもすばやかった。彼はひとこと，こう言った。「それでいいですよ」。（『生存する脳』田中三彦訳より）

▶ ギャンブル課題

ダマジオはこうした患者の障害の特質を詳しく調べるために「ギャンブルゲーム」を用いた実験を行っている。このゲームでは，被験者の前に4組（A，B，C，D）のカードの山が置かれる。一定の額の金券を貸し与えられた被験者は，どれかのカードをめくると必ずある額の金券をもらえるが，それと同時にカードによっては手持ちの中からある額の金券を差し出さなけれ

ばならない場合もあると教示される。ゲームでは，1度にどれかの組のカードを1枚めくる。AかBの組のカードをめくると，常に比較的大きな利得があるが，カードによっては1回の利得の10倍以上もの損失も被る。CかDの組のカードをめくると，常に小さな利得しか得られず，カードによっては（利得よりは大きいが）比較的小さい損失を被る。被験者は最終的な利得をできるだけ大きくするように求められる。なお，いつこのゲームが終了するのか，どのようなストラテジーで反応すると最終的な利得が大きくなるのかは被験者にわからないようにしてあり，被験者はいわば「あて推量」で反応する。始めは健常者も損傷者もAかBの組のカードを多く選ぶ。しかしこれらの組のカードを選ぶと時々痛い目に遭うことを経験すると，健常者は次第にCかDの組のカードばかりを選ぶようになる。一方，損傷患者は金券をどんどん失いつつあることがわかりながら，相変わらずAかBの組のカードを選び続け，最終的に大き損失を被ることになる。

　ダマジオによると，健常者なら「あぶない」組のカードを取ろうとすると，それに対して「自律系，内分泌系，内臓系，骨格筋を含むソマティック反応」が生じ，そのカードを取らないという意思決定に導かれる。しかし前頭連合野の腹内側部損傷患者では，「あぶない」組のカードに対してそうしたソマティックな反応が生じないために，そうしたカードを取るという反応が生じてしまうと考えるのである。つまり潜在的に悪いことをもたらすような決定をするときで，過去にそれと類似の状況に置かれたことがあると，前頭連合野腹内側部が健常に働く限り，一定のソマティックな反応が引き起こされ，その決定をしないように導くと考えるのである。

　ダマジオらはそのことを確かめるために，ゲーム中に皮膚電気反応を記録してみた。すると予想通り，あぶない組のカードをめくろうとするときに，健常者には見られる皮膚電気反応が損傷患者には見られなかった（Bechara et al., 1996）。健常者において，こうした場合の身体的な反応は無意識的に生じるとされ，われわれの判断はよく無意識のうちにこの身体的反応の有無によって決定されると考えるわけである。

▶ ウェイソンの４枚カード課題と前頭連合野

　健常者の思考様式の特徴を調べるためによく用いられるテストにウェイソンの選択課題（「4枚カード問題」とも呼ばれる）がある（図8-2）。問題は，「ここには4枚のカードがあります。どのカードも片方の面にはアルファベット，もう片方の面には数字が書いてあります。ここで母音の裏側には必ず偶数があるという命題が成り立っているかどうかを確かめるためには，どのカードをめくってみる必要があるでしょうか」（**A**）というものである。これは「PならばQである」という形の命題であり，対偶は「QでないならばPでない」であり，その両方を調べることが，この問題の正解ということになる。欧米の研究では，この課題の正解率は10％程度に過ぎないとされる（日本の大学生を対象とした研究では正解率ははるかに高い）。この正解率が低い原因として，人がこの問題を必ずしも論理的な思考を要求しているものとは受け取らないこと，あるいは，人がルールの例外を見つけて命題を検証するよりも，「確証する事例」を見つけることのほうにより興味を持っていることなどが考えられる。一方で，問題を**B**のように「カードの片側には何

A　原課題

| E | K | 4 | 7 |

B　具体的で身近な内容の課題

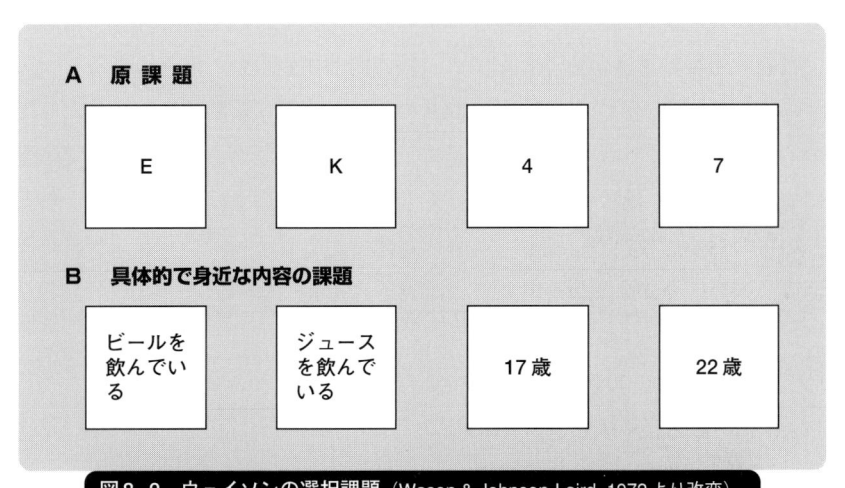

| ビールを飲んでいる | ジュースを飲んでいる | 17歳 | 22歳 |

図8-2　ウェイソンの選択課題（Wason & Johnson-Laird, 1972より改変）
A；原課題，B；具体的で身近な内容の課題。論理的構造はAに等しい。

を飲んでいるのかが，別の片側にはその人が何歳であるのかが書かれています。ここである人がビールを飲んでいるのなら，その人は20歳以上でなければならないという命題を確かめるためにはどのカードをめくってみる必要があるでしょうか」というものにすると，正解率は60％以上に跳ね上がる。論理の上では，AとBはまったく同じ構造であるのに，成績が大きく異なるが，こうした現象は「内容効果」と呼ばれる。問題が見知ったもの，自分の生活に関わるような内容になると，人は過去経験とのアナロジーによる推論をするようになる。そこでは，過去経験にもとづく感情の生起など，ソマティックな反応が起こると考えられる。このテストを腹内側部を中心とした前頭連合野に損傷のある患者にしてみると，「内容効果」が現れない（Goel et al., 2004）。これは，問題が身近なものになっても健常者なら必要に応じて生じるような体性反応が起こらないため，判断の手がかりが与えられないためであると考えられる。

　ダマジオの説は，思考における感情の果たす役割や，無意識的判断というものについて一つの神経的基礎を与えるもので，多いに注目を集めている。しかし，彼の説に批判がないわけではない。前頭連合野腹内側部の損傷患者では判断過程に障害があるとしても，腹内側前頭連合野の働きによるソマティック・マーカーが，われわれの判断の過程に実際に重要な役割を果たしているのかどうかについては，皮膚電位反応による傍証がある程度で，実証されているとは言い難い。彼の説は「悲しいから泣くのではなく，泣くから悲しいのである」という，情動の身体起源説であるジェームズ・ランゲ説の焼き直しに過ぎないと評価されることもある（Rolls, 1999）。

9 心の理論と脳

近年，発達心理学の研究者や自閉症研究者の間で話題の中心になっているものの一つが「心の理論」と呼ばれるたいへん魅力的で，かつ大げさな用語である。ここではこの「心の理論」と脳について述べることにする。

▶ チンパンジーに心の理論はあるか？

「心の理論」という用語が用いられるようになったきっかけはプレマックとウッドラフの論文（Premack & Woodruff, 1978）「チンパンジーに心の理論はあるか（Does the chimpanzee have a theory of mind ?）」に始まる，とされる。彼らはチンパンジーが人から見て仲間を「だます，あるいは，あざむく」とも受け取れるような行動をすることから，チンパンジーには仲間の「心の状態」を推測する能力があるのではないかと考えた。彼らは実験で「サラー」というチンパンジー（プラスチック片を用いた「言語」学習をしたことでも有名）に対して，飼育者がさまざまな問題解決場面で困っている（たとえば飼育者が天井にぶら下がっているバナナに手をのばしても届かない状況）ビデオを見せた。その後，その場面での正しい解決を示す（箱に乗ろうとする）ものを含む2枚の写真から1枚を選択させるというテストをしたところ，サラーは正しく選べることを見出した。これは飼育者の意図をサラーが推論できたからと考えることができる。プレマックらは「個人（個体）

が自己および他者の目的，意図，知識，信念，思考，好みなどに関する精神の活動状態の存在を想定できるのであれば，その個人（個体）には『心の理論』が備わっているといえる」と主張している。これを「理論」と呼ぶことが適切であるかどうかについては議論がある。彼らは直接には観察できない事象を扱っていること，それにもとづいて他者の行動の予測ができる，という意味で「理論」という言葉が適切であると考えたわけである。ちなみにチンパンジーと違ってサルはこうしたテストにパスすることはできない。彼らの用いたこの「心の理論」という魅力的で，ある意味大げさな言葉は，その後多くの研究者を引き付けることとなった。

▶「心の理論」と自閉症

この「理論」がさらに注目を浴びるようになったのは1985年にバロン＝コーエン，レスリー，フリス（Baron-Cohen, Leslie, & Frith, 1985）が，自閉症（社会性の障害が顕著な発達障害の一つ）の重要な障害が「心の理論」の欠如にあると指摘してからである。自閉症には，①相互的な対人関係の障害，②言語的・非言語的コミュニケーションの障害とともに③想像的活動が欠如し，興味の対象が狭く，特定の対象にこだわる，というような症状が見られる。障害の本質が未だ明らかでない自閉症を「心の理論」の障害と見なす考えは，自閉症のメカニズムを考える上で大きな助けになるとともに，この説に関係した数多くの研究を生むことになった。

▶誤った信念課題

心の理論が備わっているかどうかを調べる代表的な検査として「誤った信念課題」と呼ばれるテストがある。たとえばウィンマーとパーナー（Wimmer & Perner, 1983）の研究では，「マクシという男の子がチョコレートを『緑』の戸棚において遊びに出かけた。マクシのいない間にお母さんがそのチョコレートをケーキ作りに少し使って，残りを緑ではなく『青』の戸棚に入れて買い物に出かけた。さて戻った後のマクシはチョコレートがどこにあると思

っているでしょうか？」という質問をするものである。チョコレートが青の戸棚に移されたという事実の変化は，マクシの知らないところでの出来事なので，マクシの信じるところに変化はないはずである。このテストで4歳児はその多くが正しく「緑」の戸棚，と答えることができるのに対し，3歳児はほとんどが正しく答えることができない。3歳児においては「事実」のほうがマクシの信じるところよりも強くなっているわけである。

　自閉症患者で同じテストをしてみると，彼らの多くも正しく答えることができない。自閉症患者がこうしたテストにおいて他人の信念や欲求や知識といった心の存在や内容を理解できない原因として，彼らの社会性やコミュニケーションの困難に見られる障害と共通したメカニズムが働いているのではないかと考えられる。ただ，自閉症患者は心の理論課題がまったくできない，というわけではなく，それを獲得するのが大幅に遅れる（たとえば上記の誤った信念課題にパスできるようになるのは9歳を過ぎてから）傾向にあるとされる（Happe, 1994）。なお，プレマックはその後の研究（Premack, 1988）で，上記「誤った信念課題」に相当する課題にチンパンジーはパスできないことから，チンパンジーには心の理論の萌芽はあるものの，心の理論そのものが存在しているとは言えない，という立場に立っている。

▶ 発達と心の理論の獲得

　心の理論は「他者の精神状態，思考，感情を想定する能力」とも言い換えることができ，その意味で「他者の」心の理論ということになる。子どもの発達過程で見ると，生後18カ月ごろよりその能力の萌芽が見られ，3～5歳にかけて獲得される，とされる。心の理論にも段階があり，およそ4歳で「1次の誤信念課題」とされる「マクシとチョコレート」課題でテストされるような，「他人は自分とは違った考えを持っている」ということがわかるようになる。6～7歳になるともう少し複雑な「2次の誤信念課題」ができるようになる。「AさんはXというものがYという場所にあると誤って信じている」ということが理解できるのが「1次」とすると，「AさんはXという

ものがYという場所にあると思っている，とBさんは誤って信じている」，とか，「Sさんは，私がSさんに好意を持っていると誤って信じている」という関係が理解できるかどうかを問うものである。第3次のレベルの課題は，「秘密にしておかなくてはならない，または人を傷つけることになるから言ってはいけない」ようなことを意図せずに言ってしまうという状況を把握する場合のような，事実認識と当事者の感情という両方の理解を要求する課題であり，9～11歳にならないとできないとされる。例としてfaux pas（軽率）課題あるいは「社会的適切性課題」とも呼ばれるものがある。たとえば「ジャネットはアンの結婚のお祝いにクリスタルの食器を贈った。アンはたくさんの贈り物をもらったのでどれを誰からもらったのかを十分つかんでいなかった。1年後，アンの家でジャネットは誤って自分が1年前に贈った品物をうっかり壊してしまい，大変申し訳ないことをしてしまったと謝った。アンはジャネットの贈り物であったことに気づかず，あれは私のお気に入りではなかったから心配しないで，となぐさめた」というような話において，アンの発言のどこに問題があるのかを問うものである（Stone et al., 1998）。

　どの年齢になると「心の理論」テストのどの段階にパスできるのか，に関しては，研究者により，また実験状況により，必ずしも同じ結果が得られているわけではなく，段階についてはかなり幅があるものと理解すべきである。また自閉症の症状は多様であり，患者が等しく「心の理論」課題ができない，というわけでもない。自閉症のメカニズムを「心の理論」で説明しようとする試みは意欲的なものではあるが，それだけでこのメカニズムのすべてが説明できるわけではないようである。むしろ自閉症に障害が見られる心的機構と，心の理論に関わる心的機構に大きな重なりがある，と考えるのが妥当であろう。

▶ 心の理論を支える脳

　この心の理論に重要な脳部位はどこであろうか？　神経心理学的研究によれば，前頭眼窩野と扁桃核（図9-1）が重要であるとされる。

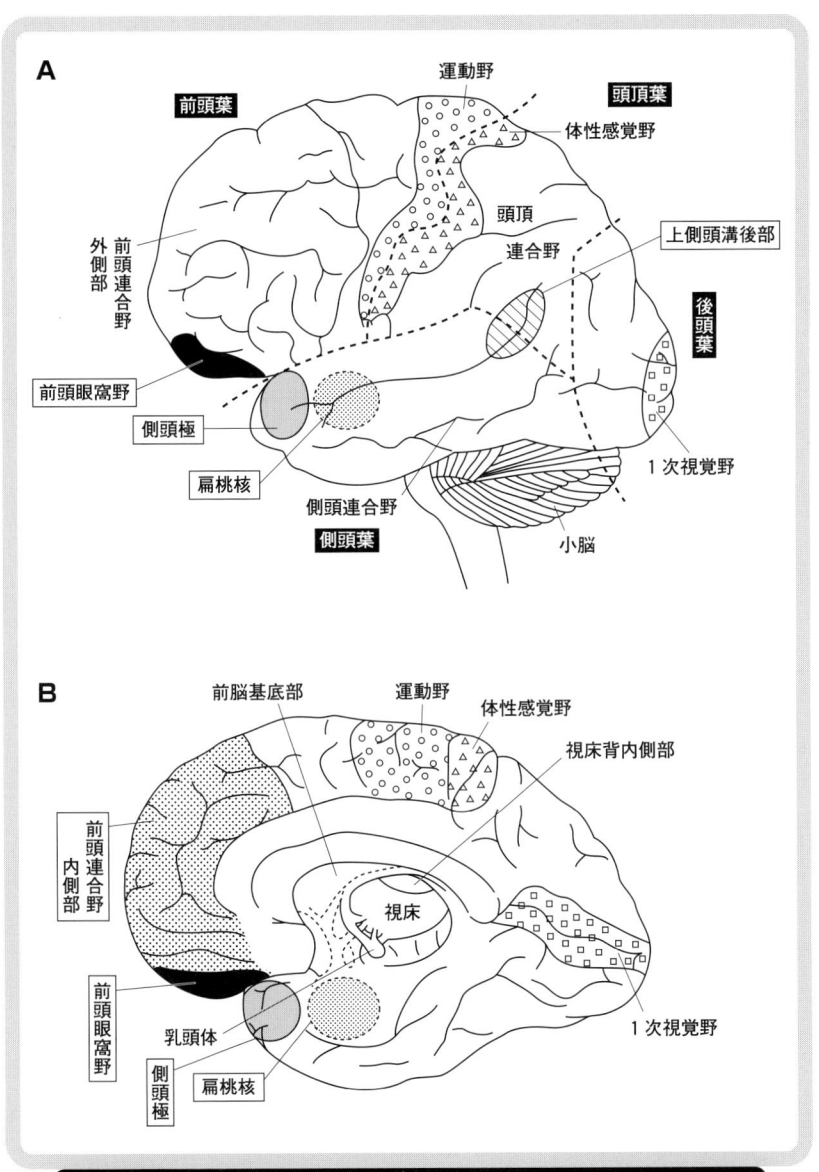

図9-1 心の理論に関わる脳部位（前頭眼窩野，前頭連合野内側部，上側頭溝後部，側頭極，扁桃核（扁桃核は脳の深部にあり表面からは見えないため，点線表示））

スタスら（Stuss et al., 2001）は「だまし」を見抜く（情報を与えてくれる人が本当のことを伝えているのか，うそを教えているのか）ことを求める心の理論課題において，腹側の前頭連合野，とくに右半球の前頭眼窩野に損傷のある患者が障害を示すことを明らかにしている。同じくストーンら（Stone et al., 1998）は前頭眼窩野損傷患者が1次，2次の誤信念課題には正解できるものの，faux pas課題において何が問題なのかをつかめないことを示している。ファインら（Fine et al., 2001）は扁桃核損傷患者もfaux pas課題に障害を示すことを明らかにしている。またオールマンとブラザーズ（Allman & Brothers, 1994）は，扁桃核損傷患者が他人の視線方向をとらえたり，他者の表情から情動をとらえたりすることができないことを明らかにしている。この障害は心の理論の障害と共通していると考えられる。

▶「心の理論」の非侵襲的研究

　非侵襲的脳機能測定法を用いた方法でも「心の理論」に関係した研究が行われている。フリスとフリス（Frith & Frith, 2003）のレビューによると，多くの研究において前頭連合野内側部，側頭極，上側頭溝後部（図9-1）の3つの脳部位の活性化が報告されている。

　フレッチャーら（Fletcher et al., 1995）は，被験者に次のような文章を読ませて，登場人物の精神状態を推測させる課題下でPET研究を行った。たとえば「逃走中の泥棒が手袋を落とした。事情を知らない巡回中の警官が，それを見て呼び止めた。泥棒は観念して犯行を自供した」というような文章を読ませて「なぜ泥棒はそのように振る舞ったか」を考えさせるのである（「自分が犯行を働いたことを警官が知っていると泥棒は誤った信念をもっていた」）。単に物理的因果関係を問う課題，無関連な文章にある事実を問う課題という2つのコントロール課題に対して，推測課題では前頭連合野内側部のBA8と9（のとくに左），右の上側頭溝後部，側頭極，（それに帯状回後部）で活性化が見られた。なお自閉症患者ではこうした課題で活性化は見られていない。類似の課題を用いたその後のいくつかの研究でも，これら3つの部

位で心の理論課題に関係した活性化が見られている。カステリら（Castelli et al., 2000）は，2つの三角形が相互に関係しながら動くのを見ている被験者では，「その動きが生き物のようだ」と見なす程度が大きいほど，上記3つの部位がより大きく活性化したというPET実験をしている。

　フリスとフリス（2003）は他の非侵襲的研究の結果と併せて，内側前頭連合野は「物理的な表象と心的状態の表象を区別する」ことに，上側頭溝は「行為の主体を検出する」ことに，側頭極は「社会性に関する知識にアクセスする」ことに関係していると考えている。

　心の理論に関係した非侵襲的研究はその後も数多く行われているが，その結果は損傷研究と必ずしもよく一致しているわけではない。たとえば内側前頭連合野は心の理論課題遂行に関係して，ほとんどの非侵襲的研究で活性化が見られている。しかし，この部位を両側とも損傷したというまれな症例を詳しく調べた研究（Bird et al., 2004）によれば，この部位の損傷によって心の理論課題の障害は見られなかったとされる。逆に損傷研究では心の理論課題に重要とされる扁桃核が，この課題に関係して活性化したとする非侵襲的研究はほとんどない，という事実も注目すべきであろう。損傷研究と非侵襲的研究の結果が一致しない，ということは心の理論に関係してだけでなくいろいろな心的作業に関係して見られる。感覚，運動のような基本的操作に関係する場合には結果の不一致はそれほど見られない。しかし，心の理論や推論，判断というような複雑な心的過程に関しては，不一致が大きい。こうした複雑な心的過程の脳メカニズムに関しては，1つだけの方法で何らかの結論を出すというようなことは危険と言わざるを得ない。それとともに，「心の理論」とひとくくりにされる心的機能も，実はいろいろな要素からなっており，心の理論に関する課題の違いにより，異なった脳部位が関わることも考えられるとともに，個人差も大きいことに注意すべきであろう。

▶ 情 動 知 能

　最後に「情動知能」について少し触れておこう。一般に知能という場合に

は「知的知能」を指している。この「知的知能」を数値化した知能指数（IQ）は学校現場で広く使われ，学業成績をある程度予測できるものとされる。しかし社会に出てどれくらいうまくやれるのかに関しては，知能指数は予測能力がそれほどないとされる。情動知能という用語は1970年代から部分的に使用されていたが，広く使用されるようになったのはゴールマンの1995年の書 "Emotional Intelligence-why it can matter more than IQ."（邦訳『EQ　こころの知能指数』）以来である。彼によると情動知能とは，「自己を動機づける，フラストレーションに立ち向かう，衝動性を制御する，おあずけもがまんする，自己の気持ちを理解する，自己の気分を調整する，周囲との関係で情動を制御する，他者の感情や感情の持つメッセージを理解し，利用する」能力とされる。情動知能はそれゆえ実用的知能（practical intelligence）と言い換えることもある。また社会性に関する能力一般をさす「社会的知能」の一部ではあるが，そのかなりの部分を占めると考えることもできる。ちなみにEQ（情動知能）テストのかなりのものは社会的知能を調べるテストと共通しているとされる（Hedlund & Sternberg, 2000）。

　ゴールマンによれば，社会的成功をIQは20％ほどしか予測しないのに対し，EQは80％も予測するとされる。しかしながら彼の考える情動知能は，知的知能以外の知能のすべて，とも言え，情動知能と呼ぶのが適当な「実態」が本当にあるかどうか，については議論も多い。ただ，知的知能以外に重要な能力が人にはあり，それを社会的知能と呼ぶか，情動知能と呼ぶかに関わりなく重要であり，しかもその能力に関連する部位は心の理論に重要な部位とされ，かつソマティック・マーカー仮説で意思決定に重要な役割を果たすと考える前頭連合野腹内側部と扁桃核である，という点は強調しておきたい。

10 右脳と左脳，男の脳と女の脳

　一時期，「右脳ブーム」と呼ばれるようなブームがあった。この章ではこのブームはなぜ生じたか，このブームはそもそも何であったのか，そして本当のところはどうなのか，について述べることにする。この章の後半では，最近話題になることが多い，男の脳と女の脳について取り扱うことにする。なお右脳の話題と同様ブームになったものとして，血液型（A，B，O，AB）と性格，思考パターンを結びつけて考えるものがある。現在でもこの話題に関係した書物やテレビ番組が後を絶たないが，このように結びつけて考えることは占星術を信じるのと同様，まったく科学的に根拠のないナンセンスなものであり，この問題にこの書で触れることはない。ただ，科学的にまったく根拠がなく，かつ学問的な反証も提示されているにも関わらず，世界的に唯一日本だけで何十年もこのテーマがマスコミで取り上げられ続けていること，それ自体の意味を研究することは，日本人の国民性という観点からは重要であろう。

▶ **右脳ブーム**

　分離脳（左右の大脳半球を結ぶ神経線維の束を切り取った脳）の研究でスペリーがノーベル医学・生理学賞を受賞したのが1981年のことであるが，1970年代から右脳と左脳の話題がアカデミックな世界でだけでなく，マスコミの間でもたいへんなブームとなった。そこでは左の脳は言語的，系列的，時間的，デジタル的，論理的，分析的，合理的な思考に関わり，右脳は非言語的，視空間的，同時的，空間的，アナログ的，ゲシュタルト的，統合的，

直感的な思考に関わるとされた。また，現代の教育は左脳の訓練に偏っており，創造性を育てるために右脳を鍛える必要がある，というような主張がされたり，西洋思想は左脳の産物であるのに対し東洋思想は右脳の産物であるとか，日本人の脳は西洋人の脳とは左右脳の機能が異なっており，西洋人は虫の音，風の音を雑音として右脳で主に聞くのに対し，日本人はこうした音を言葉として受け取り左脳で聞いている，というような主張もされた。「右脳思考」「右脳革命」というような書物が出たことも思い出される。こうしたブームは20年ほど続いたが，21世紀に入った今，ブームはほぼ消えてなくなりつつあると言えよう。

▶ 右脳ブームの仕掛け人

意識の心理学的研究に大きな影響を与えた*"The psychology of consciousness."*（Ornstein, 1972）（日本語訳『意識の心理——知性と直感の統合』）という書物の著者で，アメリカの心理学者オーンシュタイン（Ornstein, R. E.）は，意識の問題を考える中で右脳と左脳の働きについていろいろな記述をし，右脳ブームを作るのに一役かった人物である。それから25年後に出版された本*"The right mind : Making sense of the hemispheres."*（Ornstein, 1997）（日本語訳『右脳は天才？それとも野獣？』）の中で彼は，「（前著では）かなり憶測に基づく議論をしてしまい」，「右脳ブーム」に「自分も一枚かんでしまった」と自戒している。オーンシュタインによると，ベティ・エドワーズ著の*"The new drawing on the right side of the brain."*（Edward, B., 1999）（日本語訳『脳の右側で描け』）という本は，右脳を喚起して，もっと自由に絵を描くことを提唱する，というもので，米国では長年人気を集めているとされる。この本で紹介されている「右脳訓練法」の一つが，上下さかさまにした対象の模写というものである。上下ひっくり返した状態では，「左脳は対象物を分類，分析ができず，認識できない。そのため，分析好きな左脳に邪魔されることなく，右脳は全体像をつかむ本来の性質を思う存分発揮できる」とされる。この本に書かれている方法は，もともと実力のある人には有効だし，

古典的な絵画技法との共通点も多いとされる。問題なのは脳の働きに関する正確な事実にもとづいた議論ではないということである。

　現在から考えると，右脳ブームがそれなりの広がりを見せたのは，右脳をこのように鍛えるとこのようにいいことがある，という場合の「このように鍛えるとこのようにいいことがある」という部分がそれなりに合理的なものである場合が少なからずあったからだと考えられる。しかし前提となる右脳の機能や，そもそも右脳だけを選択的に鍛えるなどということがあり得るのか，などの根本的な点は脳科学にもとづかないものだったのである。むしろブームに便乗して音楽，絵画，創造性など何でも才能を伸ばす方法はとにかく「右脳を鍛える」，という言い方をされたのだと考えられる。

　ブームそれ自体にはいかがわしさがつきまとっていたものの，2つの脳の機能的役割という問題は純然とした脳科学の重要問題であることに変わりはない。オーンシュタインはその著の中で，死の直前までまったく普通の人と同じように生活していたのに，死後解剖してみたら脳の半分が丸ごとないことがわかった，という患者の例を紹介している。この症例は，精神活動を行う上で脳は半分あれば十分なのか，片方だけでも人格や精神が完全にでき上がるのだとすれば，2つの半球は一つずつ別個に精神をもっていることになるのではないか，というような問題を突き付けたのである。そして離断脳手術の結果はまさに2つの脳は独立に機能し得ることを示したのである。

▶ 離断脳手術

　ボーゲン（Bogen, J.）とヴォーゲル（Vogel, P.）の「離断脳」（左右脳を結びつける線維の束である脳梁を切り取って，左右の大脳の連絡をできないようにする）手術は次のような発想から生まれた。てんかんを引き起こす脳の場所を焦点と呼ぶが，焦点は通常左右脳の対照的なところに位置している。どちらかの焦点で脳の電気活動が乱れると，脳梁を経由して反対側の焦点にもそれが伝わり，このプロセスが繰り返され，ついには発作になると考えられる。それならば左右の脳の連絡を遮断（離断脳）すれば，電気活動の増強

が抑えられ，発作が防げるのではないかと考えられた。そして実際に手術をしてみたところ発作は妨げたのである。

　離断脳手術を受けた分離脳患者では，精神がはっきり2つに分かれるときがある，というエピソードには事欠かない。ある男性は，左手で妻を殴ろうとすると，右手がそれを払いのけた。また別の分離脳患者に「あなたがなりたいのは何ですか？」と質問して答を指差してもらうと，左手（右脳）はレーシングドライバーを，右手（左脳）は設計技師を指したという（Ornstein, 1997）。

▶ 脳の左右差

　ブームで言われたような思考に関する左右脳の機能的違いには，眉唾ものが多かったことも確かである。しかし左右の脳は図に示すように，それぞれ左脳は世界の右側，右脳は世界の左側を担っているという決定的な違いが存在している（**図10-1**）。さらに損傷事例に関する厳密な神経心理学的研究では，左右脳の機能的な違いについて多くの確実な知見が得られている（Springer & Deutsch, 1998）。すなわち右利きの人のほとんどにおいて言語機能はもっぱら左脳が担っており，空間認知に関する機能については右脳が優位である（損傷部位が右脳である場合のほうが左脳である場合より障害の程度が大きい）。右脳の損傷では左脳の損傷の場合より，他人の考えや気持ち，意図を推し量ったり，隠喩や皮肉を理解する能力が大きく損なわれる。また右脳に損傷のある患者は，左脳の患者に比べて表情に乏しいことから，感情表現，感情理解の能力は右脳が優れるとされる。またアミタールテスト（右または左の頸動脈に麻酔薬アミタールソーダを注入し，右または左脳だけを数分間麻酔することにより，左または右の脳だけの働きについて調べるテスト。とくに言語機能が右脳にあるのか左脳にあるのかを調べるのによく用いられる。この方法を開発した研究者の名前を取って「和田法」と呼ばれる）下で左脳だけを眠らせた患者や，左脳に重症をおった患者においては，感情的に激しい反応がよく見られるのに対し，右脳が眠っているときにはよく多幸感が現

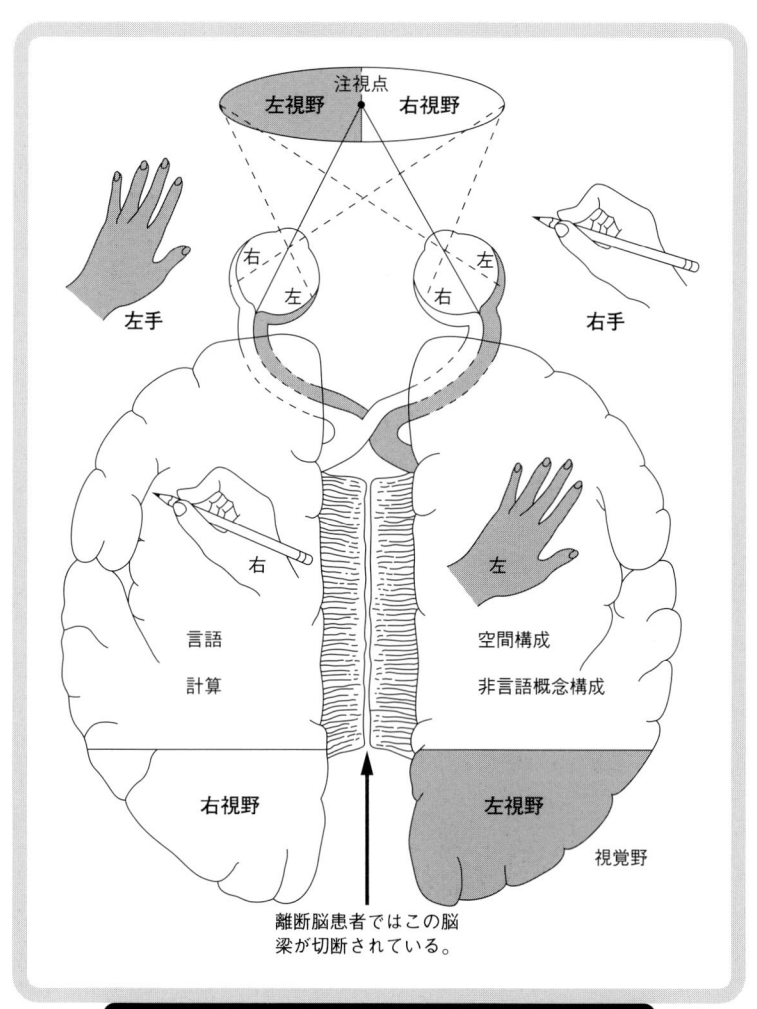

図10-1 人の左右脳の機能的相違（Sperry, 1984より改変）

れる。こうしたことから，右脳はネガティブ，左脳はポジティブな感情により大きく関わっているとされる（損傷研究に見られるその他の思考に関する脳の左右差については2，6章参照）。

非侵襲的方法でも左右脳の機能的違いについて調べられている。音楽家は

旋律を左脳で主に認識しているが，ずぶの素人は旋律を聞くと右脳が活発になるとされる。また前向きの考え方をするときは左脳，否定的な考えのときは右脳がより活発になることも示されている。

どのような思考に関係して左右脳のどちらが優位か，という問題は非侵襲的方法を使えば簡単に答が得られる，と考えることができ，実際多くの報告があるが（6章参照），ことはそれほど簡単ではない。非侵襲的方法では「変化分」しかとらえられず，コントロール時の活動が右と左で異なっていれば，変化分そのものは右あるいは左が大きかったとしても，活動の絶対量から言えば左または右のほうが大きいことも十分あり得るのである。

非侵襲的脳機能測定法による研究では，何らかの精神機能に関係して「活性化」する皮質部位を見出すことはできても，神経線維の束である脳梁については「機能画像化」できないことも，脳梁の機能を調べる上で制約になっている。

▶ **意識する左脳と無意識の右脳**

2つの脳が思考に関してどのように異なった役割を果たしているのか，についてスペリーやガザニガの報告する事例は多くのことを考えさせてくれる。彼らは，分離脳患者には2つの意識があること，しかも非言語脳（右脳）の意識している内容について，言語脳（左脳）は知ることができず，非言語脳の活動の結果生ずる行為については，言語脳が推測にもとづいていわばこじつけ的説明を行うという思考過程のあることを示している。

スペリー（Sperry, R. W., 1968）は分離脳患者にスクリーン上の1点を注視させている間に，プロジェクション・タキストスコープ（刺激をごく短時間スクリーンに投影表示するための装置）を用いることにより，右視野（左脳），または左視野（右脳）だけに100ミリ秒というごく短時間（この期間内なら提示刺激に対する眼球運動はまだ始まらない），刺激を提示した。すると患者は右視野に出されたものについてしか報告できず，左視野に提示された刺激については何も見なかったと答えた。しかし，患者は左視野に出さ

れたものと同じものを，左手を用いて触覚的に選び出すことはできた。それゆえ，この患者の右脳の働きの内容は「意識」にはのぼらないものの，右脳は立派に心的活動をしていたと言うことができる。

　ガザニガ（Gazzaniga, M. S., 1970）は女性患者をテストしているときに，何の予告もせずに右脳に対しヌード写真を瞬間露出してみた。するとこの患者はくすくす笑い出した。患者には何かを見たという意識はなく，「なぜおかしいのか」と聞かれると「なぜかわからない，この機械がおかしい」などと答えたという。ここでも意識されない活動が右脳でなされていることが示されている。

　ガザニガが別の男性患者（右脳にも言語命令にもとづいた反応のできる能力を持つ）の左視野に「笑え」という言葉を瞬間提示すると，患者は笑い始めた。そこでその理由を聞くと「だって，あなたはほんとうに面白い人だ」と答えた。「こすれ」という言葉が瞬間提示されると，患者は左手で頭の後ろをこすった。命令は何だったのかと尋ねると，彼は「かゆい」と答えたという（Gazzaniga & LeDoux, 1978）。

　ガザニガは上記男性分離脳患者に左右別々の絵を同時に瞬間露出し，手元のカードの中からその絵と関連のあるものを選ばせた（**図10-2**）。するとたとえば，左視野（右脳）に雪景色，右視野（左脳）に鶏の足を見た患者は，右手では鶏の頭を，左手ではシャベルを指さした。その説明を求めると「ああ，それは簡単ですよ。鶏の足は鶏に関係あるし，シャベルは鶏小屋の掃除に必要だからです」と答えた。つまり，右半球の反応の理由を左半球は知ることができず，推測にもとづいて理屈をつけ，こじつけているわけである。ガザニガはこうした実験状況について次のように述べている。

　分離脳患者の左右の脳のそれぞれに簡単な課題を与え，左右の手でそれぞれ反応させ，その後でなぜ左右の手はそれぞれのカードを選んだのかを説明してもらうという実験状況におくことを続けると，左脳は右手がなぜそのカードを指さしたかを正確に説明できる。一方，左手の反応についても「理由

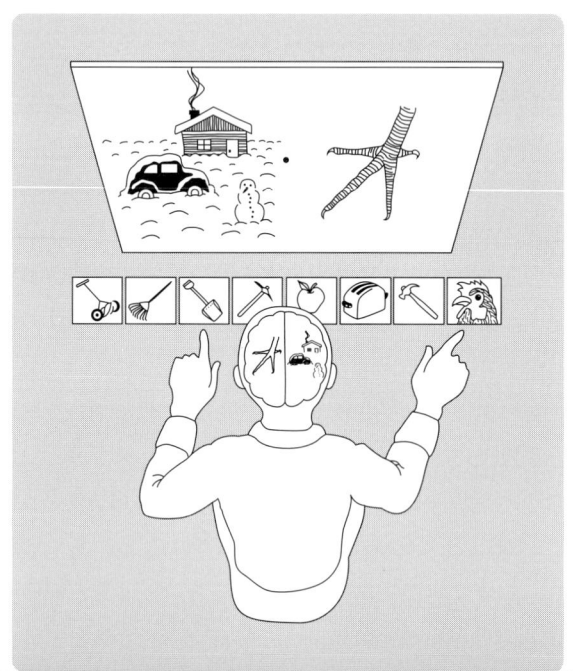

図10-2 2つの異なった課題を左右の脳に同時に1つずつ提示するテスト課題の例（Gazzaniga & LeDoux, 1978 より改変）
被験者の「左脳」はニワトリのツメに、「右脳」は雪景色に関連したものを選ぶことを要求された。

になるような論理」を構成するのである。しかしこれを何回か繰り返していくと、患者は決って激しく動揺してくる。左脳の出す答えは右脳からすれば馬鹿げたことであり、右脳はなぜその手が特定のカードを指さしたかを知っているので、左脳の話を簡単に聞き流す事が出来ない。そして不賛成の意を情緒的反応という形をとって示し、患者はみじめな気分に陥ることになるのである。(Gazzaniga, 1985『社会的脳』杉下守弘・関 啓子訳より)

　以上のように分離脳患者の研究の結果は、2つの脳が2つの意識を生み出していること、しかし右脳の意識内容はいわば「無意識的意識」であり、右

脳の働きの結果については左脳は真の原因を知ることができず，それを推測し，強引にこの世の中を整合的に解釈していることを示している。

▶ 健常人において左右脳はどのような関わりのもとに働いているのか？

脳科学の進歩が著しいものの，この表題の疑問についてはほとんど未解決と言わざるを得ない。確かに右利きの人のほとんどにおいて言語中枢は左脳にあるし，空間処理能力は右脳が優れている。しかし言語，空間処理にそれぞれ左や右の脳が重要であるとしても，それでは言語処理に右脳はどのように関わるのか，空間処理に左脳はどのように関わるのかについてはよくわかっていないのである。健常人においては，右脳で処理された内容は刻々と左脳に伝えられるわけで，右脳と左脳が実際にどのような形で関係しているのかについては大きな謎である。この問題について "*Brain code.*"（1986）（日本語訳『ブレイン・コード』）の著者クック（Cook, N. D.）は次のように述べている。

大脳半球間の相互作用の性質について真剣に考えると，一つの半球が優位な機能を行っているまさにその瞬間に，他方の半球は何を行っているのかを考える必要がある。密な交連線維の存在で示唆されるように，もし大脳半球が互いに「くびき」をかけたようにつながれているのだとしたら，一側の活動はともかく他方の相補的な活動（未知ではあっても生理学的に厳密なやり方で）と結びつかなければならない。さらにもし大脳半球が実際上全ての正常な条件下で共同して働いているとしたら（ほとんど同じ感覚刺激を受容し，ほとんどの運動出力の時にはすくなくとも競合しないとしたら）半球間の機能的関係が証明されない限り，「半球の機能分化」の対を示唆しても，脳の機能を理解する役にたたない。（『ブレイン・コード』久保田競他訳より）

クックは左右の脳の相互関係，そして左右脳を結び付ける脳梁の役割に関

して4つの仮説が考えられるとしている。すなわち互いが影響を及ぼし合う左右の大脳半球が、一般的な活動レベルを上昇あるいは下降させるという「拡散興奮説」あるいは「拡散抑制説」と、左右半球の対称的な位置にある脳部位間が「情報」を伝達する効果を持つとする「位置興奮説」と「位置抑制説」である。クックはまず拡散にしろ位置にしろ、興奮説では半球機能がより類似することになり、左右の機能的非対称性の存在が説明できないとしている。とくに位置興奮説で言うように、左右の対称的な部位が「一体化」して働くように促すとしたら、言語を始めとする機能の側性化もうまく説明できない。それに対し、抑制説では少なくとも左右半球の非対称性を説明できる。ただ拡散抑制説では、脳幹・皮質下から左右半球への対称性支配が優勢である皮質の覚醒レベルの説明が困難である。位置抑制説では、左右対称の一方の部位が他方の部位を抑制すると考える。クックは、言語を始め多くの左右半球間の機能的非対称性を矛盾なく説明できる点で、この説がもっとも妥当性が高いとしている。

　思考、とくに創造的思考においては、意識されない心的過程が重要な役割を果たしているという数多くの事例を考慮すると、右脳（そこでは処理の少なくとも一部は意識されずに行われる可能性がある）の思考に果たす役割は、ブームが終わった今こそ「科学的に」解明することを求められていると言えよう。その際注意すべきは、分離脳患者の脳は、単に脳梁が切断されただけで、その他の点では正常人と同じであるというのではないことである。患者たちは重度のてんかんの障害があるために分離脳の手術を受けたのであり、もともとそれだけ脳に異常を抱えていたわけである。そのため分離脳患者の研究から得られた結果を、直ちに正常人の脳の機能に関して一般化するのは注意しなければならない。右脳の言語能力の問題など、研究者の間で意見の一致をみていない点が多いのも、手術前の障害に個人差のある分離脳患者を調べる研究法にもとづくものである限り止むを得ないと言えよう。

▶ 男の思考と女の思考

　男と女では思考様式が異なることは日常の経験から大方が認めるところであろう。最近は男女の思考様式の違いに焦点を当てた本も多数出版されている（『どうして男は，そんな言い方　なんで女は，あんな話し方』（原著：Tannen, D., 1994），『話を聞かない男，地図が読めない女——男脳・女脳が「謎」を解く』（原著：Pease, A., & Pease, B., 1998），『嘘つき男と泣き虫女』（原著：Pease, A., & Pease, B., 2002）。

　たとえば『話を聞かない男，地図が読めない女』の中では，「男はモノが好き，女はヒトが好き」とか「女は関係を，男は仕事を大切にする」というような記述，そして「なぜ女には第六感があるのか」とか，「なぜ男は女に嘘をつけないのか」というようなわれわれが日々実感しており，なるほど，と思うような事柄が次々に述べられている。こうした本の中では，男と女の思考様式が違うのは，男女で脳に違いがあるからだ，という主張がなされている。確かに男女の脳には明らかな違いが認められるが，現在の脳科学からすると，巷でよく話題になる男女の思考様式の違いが，解剖学的，生理学的な男女の脳の違いで簡単に説明がつくわけでは必ずしもない。一部の主張にはわずかな例にもとづく誇張があることに注意する必要がある。また仮に思考様式の違いが脳の構造的，機能的違いで説明できたとしても，違いは遺伝的な違いにもとづく脳の違いというよりも，成長の過程における文化的要因にもとづく脳の違い（つまり教育，経験にもとづくもの）である可能性もあることに注意すべきである。

　男女の差は通俗書の言うように決定的な違いではもちろんない。それこそ話を聞かない女も地図が読めない男も私たちの周りにはたくさんいる。しかしカナダの研究者ドーリーン・キムラ（Kimura, D.　日系人ではない）はその書 "Sex and cognition." (1999)（日本語訳『女の能力，男の能力』）の中で，また横浜市立大学の田中冨久子もその書『女の脳・男の脳』（1998）の中でそれぞれ，全体としてみれば確かに以下のような違いが見られると指摘している。すなわち，いろいろな空間的スキルでは男性のほうが平均して女

性より優れている。また，数学的な推論のテストでは男性がまさり，計算力では女性がまさる傾向にある。女性は，言語的素材の記憶を要する課題や，ある文字で始まる単語を述べるといった言語的な流暢さを測る課題では高い得点をあげる。また，目に見えたものが同じかどうかをすばやく判断する知覚速度の課題においても女性がまさっている。運動スキルについては，矢や球などを正確に投げるといった標的当て課題は男性のほうがずっと優れているが，細かで繊細な運動に関わるスキルでは女性が優れている。

▶ 男の脳と女の脳

　男女の思考様式の違いにどのような脳メカニズムが関係しているのかは興味ある問題である。男女の脳では確かにいくつかの違いが認められている。まず大きさであるが，成人では男の平均は約1,400ｇ　女の平均は約1,300ｇで男脳のほうが大きい。また体が大きいほど脳の重さも大きいという相関が男にも女にも認められる。なお，男のほうが体が大きいために男脳が女脳より大きいだけでなく，同じ体重の男女脳を比較しても男脳が100ｇほど重い。ちなみにラットでも，体重や体長などと相対的に考えても雄の脳のほうが重い（Kimura, 1999）。

　脳重と知能に関係あるのかどうかは興味ある問題である。いろいろな研究がなされているが，結果はまちまちである。これは一つには「知能」の定義が曖昧であり，研究者により脳重と関連させて調べている「知能」の内容に違いがあるからである。ただ多くの研究で，脳の大きさと標準的な知能検査によって測定された知能との間にはそれほど大きくはないが統計的に有意な相関があるとされている（Kimura, 1999）。これは平均的にいって男性が女性より頭が良いということを意味するとも受け取れ，男女差別に関わる微妙な問題である。男女間の能力の見かけ上の差は，男女差を生むような社会的要因を考慮すべきであることは議論の余地はない。しかしリン（Lynn, R., 1994）によると，現在使用されているウェクスラー成人知能検査は，初期のものより性別の影響を受けやすい部分を除いているにも関わらず，男性のほ

うが成績は若干（約4ポイント）高いとされる。

一方，ウイラーマンら（Willerman et al., 1991）はMRI撮像にもとづく脳の大きさを身長で補正した値と，男女学生のIQに関係があるかどうか調べた。平均IQグループでは男女とも脳の大きさとIQの間に相関はほとんどなかった。しかし男子では，IQ130以上の高IQグループに限って言うと相関が高く，とくに言語，視覚・空間認知に関係する連合野の大きさとIQの間の相関は高かった。しかし女子の高IQ群では相関は高くなかった。このことは，IQの優劣に関する限り，女のIQは男のIQほど脳の大きさと関係がないことを示している。ニューロン数は男女で差がないとすると，小さな脳重の女性ではニューロンの密度が高いことになる。言い換えれば女性のほうが小さい脳で効率よく処理できることを示しているとも言える。なお，最近のルーダースらの3次元MRIでの分析によると（Luders et al., 2004），女性のほうが脳溝，脳回の複雑性（折り畳み）が大きく，その結果，複雑性が男性と同じである場合より表面積が大きいことが見出されている。これはある意味で，脳重の小さいことを補償するものと言える。また彼らによると，この傾向は前頭葉と頭頂葉で大きく，また右半球では左半球に比べて大きいことも示されている。

男女の脳の差に関して脳重とともに早くから報告されているのが，左右の脳を結ぶ「交連」システムの違いである。脳梁後部は「脳梁膨大」と呼ばれ，視覚，聴覚，言語情報に関して左右脳の情報交換を担っている部位である。この部位は女性のほうが大きく，男性に比べて丸くふくらんでいる。また脳梁に次ぐ大きな交連線維の束である前交連も視覚，言語情報の連絡を担っているが，この束も女性のほうが約12％大きいことが知られている（脳梁，前交連については図4-14参照）（田中，1998）。交連が大きいということは神経線維の数が多いということになり，その結果両半球の接続がよくなると考えられる。脳梁膨大部の大きさと，言語流暢性課題の成績の間には有意な正の関係のあることが示されている。また，この部分が球状である人ほど言語機能が左に集中しなくなるという負の相関があることも示されている。こ

の部分が大きくなると連絡が密になり，機能が左右脳のどちらかに集中するのではなく，均等化する方向に働くと見なされる（Kimura, 1999）。それに関連して，左半球に損傷が生じたときに失語症に陥るのは，女性より男性に多く，脳卒中による言語障害の回復は女性のほうが良いことも知られている（Kimura, 1999）。言語課題を行っている人の脳をfMRIで観察すると，男性では左半球だけが働くのに対し，女性では両側半球が活動するという報告もある（新井, 1999）。つまり，女性の場合，男性ほど会話機能が一方の半球に限定されておらず，両半球がより平等にこの機能を担っていると解釈される。

▶ 男女の脳の違いと男女の思考の違い

　上記のように男女で明らかに脳の構造的，機能的な差異は認められている。問題はその差異が男女の「思考」の違いと関連しているかどうかである。思考が関係すると思われる学業成績を男女で調べたアメリカの研究を2つ見てみよう。アメリカの17歳の高校生，7〜10万人に対し学業を男女で比較した調査によると，読み，書きでは女生徒のほうが成績が良く，科学と数学では男生徒のほうが良かったものの，どちらも差はわずかなものであった。ただ，「ばらつき」の程度に注目すると男で有意に大きい傾向が見られた（田中, 1998）。一方アメリカの中学1年生（11〜12歳）の数理的推論能力を調べたテストでは，男子が女子より有意に成績が良かった。ここでも男子でばらつきが大きく（標準偏差が1.5倍），男子は非常に良いものも悪いものも多いことが示された。なお，トップ3％について言うと男女差は非常に大きくなり，数理的推理能力が非常に優秀なものは圧倒的に男子に多かった（新井, 1999）。

　男の脳と女の脳に違いは確かにあり，それを知能や思考様式と関連させることは，時には差別にもつながり微妙な問題を含んでいる。"*Sex and cognition.*"の著者ドーリーン・キムラはこうした問題に関して以下のようにまとめている（Kimura, 1999）。

男女の認知機能の違いと男女の脳の違いについては，これまでかなり多くのことが明らかになっている。だが，それらの情報の関連づけは，まだ行われていない。女性は脳梁が大きいように思われることから，両半球の連絡がよいと考えられている。また左右の半球の機能差は男性の方が大きいことが示されている。しかし交連の経路の違いの結果として，女性の方が男性より優れている（あるいは劣っている）認知能力があるかどうかは，まだわかっていないのである。（『女の能力，男の能力』野島久雄他訳より）

さらにキムラはまた自らが女性であることで，男女差別の問題には敏感にならざるを得ない立場でありながら，

平均的としてみれば，男性のほうが女性よりある種の空間的な課題の解決に優れ，女性の方が男性より言語的な記憶に優れている。こうした認知のパターンの現れ方は文化によらず普遍的に見られる傾向にあり，そこには強い生物学的な影響があると考えられる。男女の間には興味のあり方に確かな違いが見られる。平均すると，女性は社会や人間に興味を向けることが多く，男性は物に興味を向けることが多い。それゆえ男性と女性は職業の選び方も違ってくる。（『女の能力，男の能力』野島久雄他訳より）

として，男女の生物学的違いは，実際存在し，それはそれとして認めた上で職業選択などでは男女が何にでも同じ割合で携わるべきである，というような極端な主張を排している。

さらに言えば，男女の思考様式の違いそのものも，その差がおもしろおかしく取り上げられるものの，同性間の個人差と比べてどの程度大きなものなのか，十分解明されていないのが実情と言えよう。

11 思考が変容する要因と創造的思考

　われわれは自分の夢を思い出すと，その中で支離滅裂な思考がなされている場合の多いことに気づく。メスカリン，LSDなどの幻覚薬を摂取すると，種々の幻覚的イメージとともに，とんでもない思考が起こることも知られている。また統合失調症患者や覚醒剤中毒患者の中には，思考の歪みが起こることも知られている。一方で創造性は日常の思考から飛躍したところに生じるものである。さらにわれわれの思考はそのときの気分，感情などに大きく支配されることも知られている。この章では，思考が変容するさまざまな要因について述べるとともに，創造的思考の脳メカニズム，情動と思考の問題について考えることにする。

▶ 夢と思考

　古くから人は夢の内容に興味を持ってきた。時には「夢のお告げ」というように未来を占うものとして扱われたりもしてきた。われわれは夜寝ているときに，自分の意図とは無関係に非常に鮮明で物語性をもった内容を，時には自分が主人公として，あるいは観客として見ているのである。夢の問題は，睡眠中に急速眼球運動（REM；Rapid Eye Movement）の見られる時期（REM睡眠期）があり，この時期においてほとんどの人が夢を見ている，という発見から実験室での研究対象となった（被験者の睡眠中に脳波や眼球運動をモニターして，REMが生じているときの脳や体の状態を調べるとともに，覚醒させて夢の内容を聞き取ることが可能になった）。思考との関係で

考えると，夢内容のもっとも大きな特徴はその「論理性の欠如」であろう。夢を見ているときには，時，場所，人物がいきなり変わってしまうのである。睡眠と夢研究の第一人者ホブソン（Hobson, J. A.）はその著『夢の科学』（2003）の中で次のよう述べている。

　手の込んだ夢物語は，自分自身について意図せぬ嘘や思い込み，架空の話を盛り込んで勝手にどんどん展開していく。実際，この作り話が現実だと信じきっている夢の中の私たちは，まれに「なんかおかしいな」とぽんやり感じることはあるが，自分がおかしな意識状態にあるなどという結論に至ることはまずない。(『夢の科学』冬樹純子訳より)

　夢を見ているときには，記憶，自覚，論理性，現実との参照というような精神活動が弱まり，直感的，情動的，連想的な精神活動が強まる傾向にある。こうした傾向を支えている脳メカニズムについては，最近の非侵襲的脳機能測定法による研究の中でいくつかのことが明らかにされてきている。ホブソン（2003）やマケット（Maquet, P., 2000）によれば，PETによる測定において，REM睡眠中には脳幹や，情動に関わる大脳辺縁系（とくに扁桃核）の活動レベルが覚醒時と同等に上がっているのに対し，前頭連合野背外側部や頭頂連合野の活動が低下することが示されている。さらに後頭―側頭葉の活動上昇が見られることも多い。REM睡眠時には，目覚めているときに比べて幻覚が強まり，思考が直感的・本能的になるのは，前頭連合野の活動減少や辺縁系，知覚系の活動の上昇を反映していると考えられるわけである。神経伝達物質レベルの研究でも，REM睡眠中には学習，注意，記憶などに関わりが深いノルアドレナリン系やセロトニン系の活動が減少し，幻覚，連想，情動などに関わるコリン系は上記からの抑制を解かれて活動が高まることが示されている。

　つまり夢の間は前頭連合野の関与するような「いつ，どこ，誰」に関するチェック機能が働かず，直感的，情動的な精神活動が前頭連合野の統制を離

れいわば「自走」している状態ということができるかもしれない。

▶ 薬物，変性意識による思考変容

　マリファナの吸引や，LSD，メスカリンなどの幻覚剤の摂取，あるいは宗教的瞑想などによる意識の変容により，思考過程に変化が生じることはよく知られている。とくに幻覚剤を摂取するときわめて豊かな幻想が生じることが知られている。もっとも強力なのがLSDであるが，LSDの発見者ホフマン（Hofmann, 1979）自身はその経験を次のように述べている。

　両目を閉じて横になっていると万華鏡で見るような強烈な色の競演があり，異様に柔軟で，生き生きとした幻影の流れが途切れることなく波のように押し寄せてきた。思い出せる限りでいえば，次のような症状が最も際だっていた。視覚的な混乱，例えば周囲の人の顔がグロテスクな彩色をした仮面に見えた。行動は著しく落ち着かず，しばしば麻痺に陥った。つまり，断続的に頭や四肢，身体全体が重苦しい感覚に包まれた。まるで身体の中に鉛が詰め込まれたような感じであった。喉は渇き，締め付けられ，窒息すると思った。これらの状態は明晰に認識できていた。時折私は第三者的な観察者になって自分の状況を見ていた。その自分は半分だけ正気を失って叫び，辻褄の合わない言葉をぶつぶつしゃべっていた。さらに私はまるで自分の身体から抜け出したように感じることもあった。（『LSD-幻想世界への旅』福屋武人監訳より）

　このように幻覚剤を摂取したときも，夢の場合と類似して，直感的，情動的な精神活動が優勢になっており，論理的思考がなくなっているのがわかる。デイトリッヒ（Deitrich, A., 2003）は，そこでは前頭連合野の関与するような思考過程が抑制を受けている可能性が考えられるとしている。幻覚剤に関する非侵襲的研究は現在のところきわめて少ない。ヘルムル（Hermle, L. et al., 1998）は，メスカリンを投与した被験者において，前頭連合野のとくに

右側の活動性が上昇した，と報告しており，直感的，情動的な精神活動が優勢になるときには必ず前頭連合野の活動が下がるというわけではないようである。幻覚剤の種類により脳に対する作用機序に違いも考えられ，幻覚剤の投与による思考の変化は，前頭連合野の活動の減少によるものと一律に決められるものではない。

　瞑想時は直感的，情動的な精神活動も，理性的，分析的精神活動もともに抑制されていると考えられる。そうだとすれば辺縁系の活動も前頭連合野—頭頂連合野系の活動もともに減少することが考えられる。しかし非侵襲的研究の結果はこの予測と必ずしも一致しない。脳全体としては活動性が減少するものの，多くの研究で瞑想時には前頭連合野背外側部や頭頂連合野，海馬系，扁桃核，前帯状皮質，線条体の活動性の上昇が報告されている（Lazar, 2000）。なおヨガ瞑想では前頭連合野の活性化と視覚野の活動の減少が（Herzog et al., 1990-91），言語を媒介にした瞑想では前頭連合野や下頭頂連合野の活性化と，空間概念に関係する上頭頂連合野の活動の減少が報告されており（Newberg et al., 2003），瞑想の種類により関係する脳部位は異なるようである。ただどのような瞑想でも前頭連合野の活動性は上昇しており，瞑想時の「何かに注意を集中する」という精神過程にこの脳部位が重要な役割を果たしていると考えられる。

　統合失調症患者をPETやfMRIで調べると，とくに前頭連合野の働きの低下（hypofrontality）が見られるが，彼らに見られる幻覚，妄想なども，前頭連合野の抑制を離れてイメージ生成が自走していることを反映しているのかもしれない。なお，統合失調症患者で幻聴や幻視を感じるときには，前頭連合野の活動が減少し，実際に聴覚や視覚に関係する脳部位の活動していることが最近の非侵襲的研究で明らかになっている（Frith, 1998）。夢を見ているときには脳の視覚に関係する部位が活性化している（Maquet, 2000），という報告も考えると，夢や幻覚体験時も，正常覚醒時と同様に脳の関連部位が働いており，その限りでは見ているものに区別はない，ということになる。違いはそれが現実であるか否かのチェックができるかどうか，であり，前頭

連合野が正常に働いているか否かがその違いを判別している可能性が大きいと考えられる。

▶ 情動・動機づけと思考

　人はパニックに陥ったり，怒り心頭に達したりしたときには前後の見境もない行動をとることがある。後で考えて，なぜそのような愚かな行動をとったのか，どうしてそのような理屈に合わない行動をとったのか，と不思議に思うこともある。こうした状況においては，いわば前頭連合野の働きが抑制されたため，生存に関わる脳部位である大脳辺縁系の活動が優勢になるのかもしれない。

　大勢が集まる宗教集団の集まり，政治的な集まりなどでも，同じ考えの者たちの間でテンションが高まり，前頭連合野の関わる理性的な思考が抑えられるのかもしれない。催眠商法と言って，多数の客を集めた上で，そこで買い物をするといかに得をするか，という雰囲気を高めて，理性的に考えればとても買おうと思わないようなものを買わせる，というのもやはり前頭連合野背外側部の活動の減弱が関係していると考えられる。情動はこのようによく人の理性的な思考を妨げる。

　一方適度な情動は思考を高める可能性も指摘されている。情動操作をして思考と脳の関係を直接調べたような研究はまだ生まれていない。しかし思考の基礎となるワーキングメモリーに関しては，被験者の動機づけを操作することにより，前頭連合野の活動性が変化するとともに，ワーキングメモリー課題の成績も変化することが示されている。ポチョンら（Pochon et al., 2002）は，n—バック（nは1，2または3）課題（図5-2参照）を遂行中の被験者において，正解に対して「とくに報酬なし」「わずかなお金の報酬」「かなりの額のお金報酬」という異なった動機づけレベルのもとでfMRI実験を行った。n－バックのnが大きくなり記憶負荷が大きくなるほど前頭連合野の活動性は上昇したが，そこに大きな動機づけが付与されるとワーキングメモリーに関係した前頭連合野の活動性がさらに大きくなるとともに，課題の成績も向

上することが示された。このワーキングメモリーと動機づけの統合は前頭連合野の背外側部の前方部や前頭連合野の一番前のBA10でより顕著に認められた。

　こうした情動，動機づけ要因がワーキングメモリーにどのように関わるかをニューロンレベルで調べる研究は筆者のグループが世界で始めて行った。

　サル前頭連合野には空間的遅延反応課題を遂行中にワーキングメモリーに関係した活動を示すニューロンが多数あることは5章ですでに述べた。一方サル前頭連合野には，これから起こることや，これから出される刺激の予測，期待に関係して「予期的」な活動変化を示すニューロンが見出される。とくに学習課題を行っているときに，正反応に対して与えられるであろう報酬の期待に関係した活動を示すニューロンも多数見られる。面白いことに，前頭連合野ニューロンの中には，より好ましい報酬が期待できるときには，ワーキングメモリーに関係した活動が促進されるもののあることが明らかになった（Watanabe, 1996）。

　この実験ではいろいろな報酬を用いて，遅延反応課題の一つの変形（図11-1A）を訓練したサルの前頭連合野からニューロン活動を記録した。サルの前にはパネルがあり，そこには2つの四角の「窓」と，2つの丸い「ボタン」，それに1つの「ホールドレバー」があった。サルがホールドレバーを何秒か押していると，右か左の「ボタン」に赤いランプが1秒間点灯した。その後5秒間の遅延期間があった。遅延期間終了までサルがホールドレバーを押し続けていると，左右のボタンに同時に白いランプが点灯した。この合図に対してサルがホールドレバーから手を離して，手がかりが与えられた側のボタンを押すと，その上の窓が開いてあらかじめ用意してある餌が与えられた。報酬としては，レーズン，さつまいも，キャベツ，リンゴ（のそれぞれ1片）が用いられた。約50試行を1つのブロックとして，同じブロック内では常に同じ1種類の報酬が用いられた。

　図11-1Bに示したニューロンは，報酬の違いに関係なく遅延期間中は常に右試行より左試行で大きな発射活動を示した。この活動の差は，空間的ワー

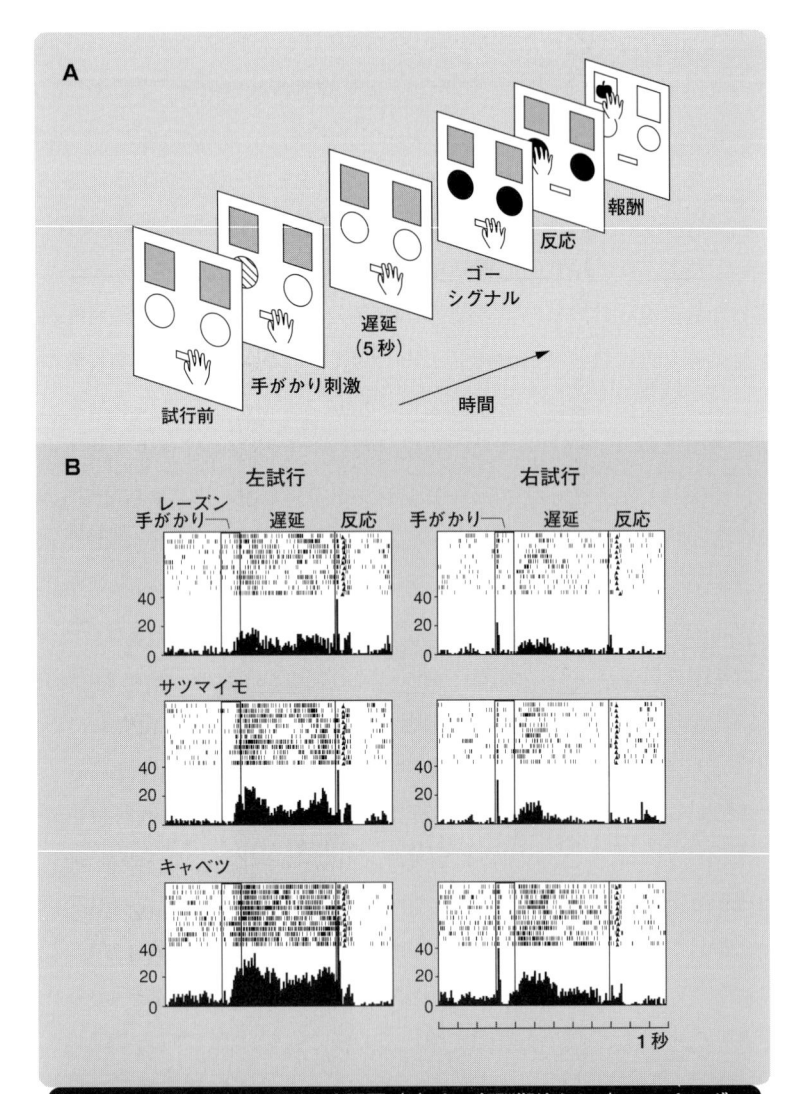

図11-1 実験で用いた遅延反応課題（A）と，報酬期待ならびにワーキングメモリーの両方に関係した活動を示した前頭連合野ニューロンの例（B）

Bにおける左列は左試行における，右列は右試行におけるニューロン活動を示す。1行目はレーズン報酬の，2行目はサツマイモ報酬の，3行目はキャベツ報酬の場合の活動を示す。なおこのサルはレーズンよりサツマイモ，サツマイモよりキャベツを好んだ。

キングメモリーの保持に関係していると考えられる。一方，このニューロンは報酬がレーズンよりもサツマイモで，サツマイモよりもキャベツでというように，サルがより好んだ報酬が用いられたときには，遅延期間中により大きな発射活動を示した。この遅延期間中の活動は，異なった報酬に対する期待過程に関係していると考えられる。つまりこのニューロンにおいては，ワーキングメモリーに関係した活動が，報酬期待により変容を受けていたわけである。

▶ 創造的思考と脳

「創造的」な仕事というのはどのように成し遂げられるのであろうか？ 数学者ポアンカレはある数学的発見をしたときの状況について「旅の諸事にとりまぎれて，数学の仕事のことは忘れていた。旅先でどこかへ行くためにわれわれは乗合馬車に乗った。ステップに足をかけた途端，そのアイデアが浮かんだが，それに先立って私の思考の中に何かがあってそれが導きだされたようには思えなかった」と述べている。またベンゼン環の発見をしたケクレは夢うつつの中で蛇が自分のしっぽをくわえた姿のまま，ふざけてぐるぐる回っているのを見て，「稲妻の閃光にあたったかのように目をさまし」，ベンゼン核の構造を思いついた，とされる。

このような話を聞くと，創造的な仕事とは偶然に支配された幸運がもたらすものである，というような感じを受ける。しかしポアンカレの例で言うと，彼は重要な数学的問題を前からずっと考え続けていて，たまたま旅行中にヒントを得たわけで，何の脈絡もなく突然数学的大発見をしたのではない。さらにケクレの発見もベンゼンの構造に関して長く悩み続けていた上で夢（実は夢の中で見た，ということに関してもその真実性に疑問が持たれている）を見たのであり，突然天啓として現れたものではない。

「創造性」は文学，芸術，科学，それに仕事や日常生活と，それぞれの分野で多様な形で発揮され，その特質を一言で言い表すのは容易ではない。しかし最大公約数的に言えば，「他の人が考えつかなかったようなことを考え，

それを目に見える形で公表したり，実用に供したりし，それが人に大きな感動を呼び起こしたり，思考様式や生活様式を大きく変えることにつながる」ものと言うことができよう。

　学問の領域での創造性の発揮を例にとると，そこでは，「普通なら見落としてしまうような現象に何か意味を見出す，あるいは関連がないと思われるものの間に関連を見出す」ということが重要であるとされる。こうした「何か」を見出すためには，何が必要なのであろうか。第1に重要なのは「問題意識」であろう。ケクレの発見の場合においても，彼はベンゼンの構造に関して長く悩み続けていたのである。第2に重要なのは「何か」に気がつくことのできるための学問的素養である。学問的な創造性を発揮するためには，その分野に関する十分な背景的知識が必須なのである。第3に重要なのは，新しい現象に対する「柔軟性」である。予定通り研究が進まないときにも，そこに何か別の要因がないかどうかに思いを致すことができるかどうかは重要である。第4に新しいものを作り出したい，という強い動機があるかどうかも重要である。さらに第5に，考えを視覚的なイメージとして表し，そしてそれを自在に操作する能力も創造には重要である。そしてもちろん第6に，発見した現象を整理し，必要なら確認実験をし，それにもとづいて理論構築をしたり，製品化したりするという「完成させる」能力が重要である。

　このような創造性を支える脳部位はどこであろうか。知識の蓄積とか，イメージの形成などには側頭連合野が重要な役割を果たすと思われる。それ以上に重要な役割を果たすと思われるのはやはり前頭連合野である。創造的仕事に必要な柔軟なものの見方，何かを作り出したいという知的動機，1つの目標のために集中する力などは前頭連合野の高次機能そのものと言えよう。ただ，創造的仕事はどのように成し遂げられるか，創造的仕事の特質は何であるのか，などについて逸話的な話には事欠かないものの，きちんと整理された研究はほとんどないのが現状であり，ましてやその脳メカニズムについてはまったく手付かずと言わざるを得ない。なお，かのアインシュタインの脳は平均より随分小さかった（1,230 g）とか，右頭頂葉が大きく，シルビ

ウス溝（側頭葉と前頭―頭頂葉を分ける大きな溝）が本来の場所になかったとか，脳の皮質は薄いものの神経密度は大きく，グリア細胞が多かった，とか言われている。しかし，ただ1人だけにおける知見は創造性の脳メカニズムを知るのにほとんど役に立たない。同じような脳を持った人が有意に優れた創造性を示す，あるいは創造性を示す人では有意に同様の傾向がある，ということが示されて始めて彼のデータは科学的に意味のあるものになる。なお脳が小さかったのは死亡年齢76歳ということで萎縮していた可能性が大きい。また彼は小さいときから失読症であったことは，創造性とどう関わるのか不明である。ちなみに知能テストの成績と創造性テストの結果の関係を見ると，その間に相関はないか，あってもごく弱いものしか見られない。しかし，創造性テストでの高得点は知能指数（IQ）120以上の人に見られることが多いことも知られている。

12 エピローグ

　本書では思考と脳の問題についていろいろな視点から考えてきた。最後の章では1章で取り上げた「思考と脳」研究序曲の話の後日談について紹介するとともに，思考の脳メカニズムに関してだけでなく，非侵襲的脳機能測定法の成果を考える上できわめて重要だと考えられる，ごく最近この分野で得られた結果を述べることにする。最後に社会問題と前頭連合野という話題に関して考察してみたい。

▶ **フィネアス・ゲージ物語その後**

　フィネアス・ゲージは亡くなった後にサンフランシスコで埋葬されたものの，かつて彼の主治医であったハーローのたっての希望により墓は掘り返され，彼の頭蓋骨と例の鉄の棒は博物館に保存されることになったことは1章で述べた。ハーローは事故後すぐの1848年12月に'*Boston Medical and Surgical Journal*'に「Dir Sir」で始まる編集者への報告という形で「Passage of an iron rod through the head」というタイトルでこの事例を発表した（Harlow, 1848）。その後1886年には「Recovery after severe injury to the head」というタイトルで'*Massachusetts Medical Society*'という学会誌にゲージの脳損傷に伴う行動変化を詳しく記述した（Harlow, 1868）（1848年の報告も1868年の記述もMacmillan（2000）の書にコピーが全文掲載されている）。1848年の報告，および1868年の学会誌の記述はゲージに関する第

一級の資料であり，学問的な意味を持つ唯一のものと言える（他にないわけではないが，ほとんどがハーローから得た情報にもとづいたものである。なお，1868年の記述については，10年後の1878年に，著名な生理学者フェリエ（Ferrier, D.）がこれを前頭連合野研究における礎石的な文献であるとして紹介し，以来広く知られるようになった）。逆に言えばゲージの行動について，ハーローの記述以外にきちんとした資料はほとんど存在しないわけである。そのためゲージの行動に関する記述は，「ハーローによれば」という限定つきにならざるを得ないのである。この点に関してバーカー（Barker, F. G., 1995）やマクミラン（Macmillan, 2000）はその著で多くの問題点を指摘している。

　バーカーによれば，19世紀始めにヨーロッパで一世を風靡した「骨相学」（脳はいろいろな機能をもった部分の集合体であり，特定の部分が大きくなればその部位に関係した機能が発達するとみなす。しかも，特定部位の発達が頭蓋骨の成長にも影響すると考え，頭蓋骨の形を分析すればその人の性格や知能がわかると考えた）が当時のアメリカにも浸透しつつあった。現在でこそ荒唐無稽とされる「骨相学」ではあるが，一時期これはインテリ層にかなりの支持者がいた。そしてハーローは医学生時代にその洗礼を受けていたのである。ハーローのいた地域には骨相学の勉強会が定期的に開かれ，彼はその熱心な参加者であったとのことである。そこで疑問が生じる。ハーローはゲージの例を骨相学的に考えようとしたのではないか？　ちなみに骨相学では額の後ろに位置する脳部位（前頭葉）を比較能力とか言語，音楽的才能などの「知性の座」とみなしていた。つまり，ハーローはゲージの例を先入観を交えずに正確に記述しようとした，というよりも，骨相学を広めるのに大変いい症例として利用したのではないか，という疑問である。マクミランによると，事故直後の1848年の報告と1868年の記述の間には不合理な点や矛盾が浮かび上がる，という。とくに1848年のものにも見られた骨相学的見方が，1868年のものではより誇張されているというのである。

　バーカーやマクミランの主張はきちんとした論証にもとづいており，かな

り信頼に足るものである。ただ，ハーローの記述が骨相学の影響下のものだったとしても，彼の報告が後の脳科学に与えた影響の大きさは減じられるものではない。何よりも，ゲージとよく似た前頭連合野部位に損傷を持つ「現代のフィネアス・ゲージ」の症例（Damasio, 1994）は，ハーローの記述とそれほど矛盾しないのである（もっともマクミランは，現代のフィネアス・ゲージの研究者，ダマジオのフィネアス・ゲージに関する記述には，ハーローの記述にすらなく，その後の孫引きの中で形成された誤ったフィネアス・ゲージ像にもとづくものが多いと批判している）。ハーローの記述が骨相学と切り離し得るような学問的に厳密なものであったのか，それとも骨相学の言う前頭連合野機能が偶然に本当の前頭連合野機能とかなり合致していたのか。これは脳科学における面白い歴史の謎である。

▶ ロボトミー手術その後

ロボトミー手術が頑固な興奮や不安を劇的に鎮めることができるものとして一時期世界中に広まった話は1章でした。そしてこの手術の創始者，エガス・モニスはその功績によりノーベル医学賞を受けたことも述べた。彼は医者であるよりもリスボン大学の教授であり，また下院議員や，外務省高官の経歴もあり，それがノーベル賞受賞につながり，またこの手術法の普及にも貢献したと思われる。なお，モニスは後に，彼自身がロボトミー手術をした患者にピストルで撃たれ，下半身不随になっている。

ロボトミー手術には，モニスの例に見られるように，その始まりから権力，あるいは政治の影があった。この手術が患者の意欲，自発性をなくし，時には廃人あるいはゾンビのようにしてしまう，という深刻な副作用があることで，それを逆用することにもつながったのである。つまり，その行動がどうにも手に負えない精神病患者などに，家族が積極的にロボトミー手術を受けさせようとするとか，この手術が人間の自由意志を支配しようとする権力者の道具，人権抑圧の手段として用いられるようにもなったのである。たとえばあのケネディ大統領の妹，ローズマリー（Rosemary Kennedy）もロボト

ミー手術を施されている。彼女はやや知恵遅れの子どもとして生まれたが，少女時代は暴力沙汰など問題行動が多かった。彼女の父は大人になったローズマリーの性的関心の高まりにも不安を覚え，脳外科医に相談して，家族の誰にも知らせることなくロボトミー手術を行うことにしてしまった。手術により彼女は正常な生活がまったくできなくなり，施設で生涯を送ることになってしまったのである。同じくアメリカで1930年代にハリウッドスターとして有名であったフランセス・ファーマー（Frances Farmer）は，共産主義への同調と政府への過激な攻撃をしたことで，家族により「禁治産者」として病院に入れられた上，例のアメリカでのロボトミー手術の旗振り役であったフリーマンの手で，アイスピック法（図1-7参照）によりこの手術を施されたのである。彼女は手術後，過激な言動がなくなったことでテレビ出演なども可能になったとされる（彼女は病院でいろいろな治療を受けたことは確かであるが，ロボトミー手術そのものを受けたかどうか確実な資料はないとも言われる）。

　その他の国でも，反体制の人物に対して，あるいはきわめて凶暴な精神病者に対してこの手術が数多く施されたようである。興味あることに，旧ソ連ではこの手術は「共産主義イデオロギーに合わない」として法律で禁止されたため行われなかったようである。日本のロボトミー手術で他の国と異なる特徴は，子どもに対してこの手術が行われたことである。家庭で，あるいは学校でどうにも手に負えないと思われた子どもたちのかなりの数に，その問題行動ゆえにロボトミー手術が行われたのである。なお日本では1975年に日本精神神経学会で「精神外科を否定する決議」がなされ，それ以降は公式にはこの手術は行われていない。

　ロボトミーは小説や映画でもたびたび取り上げられている。たとえばケン・キージーの『カッコーの巣の上で』という小説（後に映画化された）は，精神病院でどうにも扱いにくい主人公（精神病ではない，という設定）に対し，いろいろ治療が試みられたが効を奏せず，最後は大人しくするためのロボトミー手術が行われた，という実際にあったと思われる話をモデルにした

物語である。

▶ 高次脳機能研究における非侵襲的データの問題点――安静時脳活動

　高次脳機能研究の領域では現在，非侵襲的研究法に携わる研究者が急速に増加している。この10年ほどでfMRI施設が加速度的に増加したことを反映して，非侵襲的研究に限定した雑誌も多数発刊され，毎月大量の論文が生産されている。

　非侵襲的脳機能測定法の説明を4章で行ったときに，この方法は現在まだ発展途上にあることから，各方法はそれぞれいろいろな問題点を抱えており，データの解釈には慎重さが要求されることを述べた。ここでは非侵襲的研究法，とくにその中でもっとも広く使用されているPETとfMRIに関し，この方法で高次脳機能を研究する際に問題とすべきであると最近指摘されるようになった2点について述べることにする。

　一つは「脳活動の初期値」に関わる問題である。高次機能に関する非侵襲的研究では，「特定の精神活動をさせた時の脳活動」と「知覚や運動は同じでありながらその精神活動を含まない（コントロール）ときの脳活動」を比較する，という方法でその精神活動に関係する脳活動部位を切り出す，という方法が用いられる。

　アメリカワシントン大学のレイクル（Raichle, M. E.）らは人が何も作業を要求されない「安静時」の脳活動に注目した。そして高次な認知課題をしているときと，この安静時とで脳活動を比較してみたのである（Gusnard & Raichle, 2001）。ここでの「安静時」とは，目を閉じる，一点を凝視する，単純な刺激を受動的に見つめる，というような状態を言う。驚くべきことに，認知課題に取り組んでいるときには，安静時と比較して，角回，縁上回（BA39, 40），後頭―側頭領域（BA19, 22），腹内側前頭連合野（BA10, 11），背内側前頭連合野（BA8, 9, 10）帯状皮質後部（BA30, 31），前楔部（BA7），脳梁膨大後部などで活動性が「減少」することを彼らは見出したのである。逆に言えばこうした部位は，認知課題遂行時に比べて「安静時に活動性が上

昇した」わけである。

　ドイツのマゾイヤーら（Mazoyer et al., 2001）は63人の被験者において，視覚，聴覚などいろいろなモダリティ刺激を用いながら言語，計算，推論，指の動き，イメージ形成というような6種類の課題において行ったいくつかの独立したPET研究のデータを整理し，モダリティや課題の違いを相殺して「課題を行っているとき」と「暗闇の中でのリラックスした閉眼安静時」との比較を行った。その結果，両側角回（BA19, 39），左前楔部（BA7），左後帯状皮質（BA30, 31），左内側前頭連合野（BA6, 8），前帯状皮質（BA32），左上，内側前頭溝（BA10/11），左下前頭連合野（BA45/46）で安静時に活動性の上昇を見出した。

　ビンダーら（Binder, J. R. et al., 1999）はfMRIを用いて聴覚弁別課題遂行中と閉眼安静時とを比較した。この実験でも角回（BA39），後帯状皮質（BA23, 29-31），脳梁膨大後部，前帯状皮質（BA12, 32），前頭眼窩野（BA11, 47）ブローカ野（BA45），海馬傍回（BA36），前頭連合野背側部（BA8, 9, 10），で課題遂行中に活動性の減少が見られた。ビンダーらはこの活動をTask-induced deactivation（TID）（課題によって誘導された活動性の減少）と名づけている。

　マッカーナンら（Mckiernan, K. A. et al., 2003）はこの研究の延長として，弁別の困難度，刺激提示速度，記憶負荷に関して課題の困難度を変化させ，このTIDの大きさを調べてみた。その結果，課題が困難になるほどTIDが大きくなることを見出した。つまり集中して課題に取り組まなければならない場合ほど，こうした部位では活動がより小さくなったわけである。

　このように課題（記憶，ワーキングメモリー，プラニング，問題解決など）の違いにも，モダリティにも依存せず，課題遂行時にはある特定の脳部位で常に活動の減少することが多くの研究で示されているのである。従来の研究においてこの「初期値」的活動を示す部位に活性化が見られたのは，「自己の内省」というような精神活動であったことから，レイクルらは，安静時に活性化する脳部位は「自分の内面を見つめる」，というような精神活動に関

係していると考えている。つまりこうした活動は外的環境，ボディイメージや情動状態などのモニタリング，内的思考過程（ジェームズの意識の流れ）などに関係していると考えているわけである。

マゾイヤーらも安静時の活性化が，心的イメージの形成と操作，よけいなことを考えないような抑制過程，エピソード記憶の想起とそれに伴う感情などに関わっていると考えている。一方マッカーナンらは安静時の活動が「概念を用いた思考」に大きく関わっていると考えている。彼らは「資源の再配置」という視点からTIDを説明している。すなわち限られた資源を内的なものから外的なものへ移行させるという働きのために，安静時には概念的思考に使われていたその資源が，認知課題の要請でそこに向けられる，と考えるのである。

従来の非侵襲的脳機能研究では，安静時の活動は，ブロックデザインでは該当する課題との引き算の対象に，また事象関連法でも該当する課題に伴う変化の基線レベルとしてとらえられていた。しかし「安静時」は脳の活動状態としてはけっして安静状態ではないわけで，むしろ「豊かな精神活動」が行われている時期と考えるべきであり，コントロールの時期としてみなすのは問題である，ということになる。

ただ，安静時といってもこの状態はきちんと定義されているわけではなく，いろいろな要素を含んでいるものであることに注意する必要はある。しかし安静時活動が目標志向行動中には減少するという共通した特徴があり，内省，思考，内的・外的環境のモニタリングなど高次精神機能を考える上でこの活動についてさらに研究が必要とされている。

▶ 高次脳機能研究における非侵襲的データの問題点――交感神経系活動と前部帯状皮質の活性化

もう一つは「交感神経系活動の亢進に伴う前部帯状皮質の活性化」という話題である。帯状皮質，とくにその前部背側部ははいろいろな事態で活性化することがこれまで報告されている。たとえばストループ課題におけるよう

なコンフリクト事態，課題でエラーをしてしまったとき，また課題が困難であるときなどである（Paus et al., 1998）。ところがクリチェリーら（Critchley et al., 2003）が，被験者に困難度の高いn―バック課題を課して調べたところ，困難度が高くなるほど心拍が大きくなると同時に，前部帯状皮質背側部，島領域，眼窩領域，脳梁膨大後部，頭頂連合野内側部，上側頭皮質の活動性が上昇することを見出した。このうちとくに前部帯状皮質背側部は，高次精神活動がなくても，被験者を身体鍛錬や困難な暗算課題など，心拍や血圧を上げるような状況において交感神経系を興奮させれば常に活性化するのである（Critchley et al., 2000）。逆に言うと，コンフリクト事態やエラーをする事態は，皮膚電位反射を起こすことで示されるように，交感神経の興奮をもたらすものであり，前部帯状皮質の活性化は交感神経の興奮そのものを反映しているのではないか，と考えられるのである。

　なお，クリチェリーらは前部帯状皮質の損傷患者について調べたところ，ストレス事態など，交感神経系の興奮が生じる状況でも心拍の亢進は見られなかったことも示している。前部帯状皮質の例は交感神経との関係であったが，他の脳部位でも高次機能に関係した活性化，と考えられているものが，実は別の要因によるもの，という可能性を否定できない。こうした事実も非侵襲的脳機能測定法の結果の解釈には，現在のところは少なくともかなり慎重でなければならないことを示していると言えよう。

▶ 社会問題と前頭連合野

　これまで述べてきたように，大脳前頭連合野はいろいろな高次精神活動に関係している。最近は社会問題にもなるキレる子どもたち，ADHD，老年性痴呆，社会病質，薬物（ギャンブル，買い物）依存，さらに統合失調症，うつ病なども，多くは前頭連合野の高次精神機能の障害と何らかの形で関係している。また知能，創造性などとの関係でも前頭連合野は話題の中心となる。

　ここではその中で犯罪と前頭連合野との関わりについて考えてみよう。2001年の'*Nature*'誌に「Into the mind of the killer」という記事が掲載さ

れた（Abbott, 2001）。近年の脳科学の発達により，犯罪者の脳についてもその構造や機能画像を得ることができるようになった。犯罪者の脳を調べてみると，多くの場合前頭連合野，中でもとくに内側部，眼窩部の構造的異常，または機能的異常が見られる，という。

犯罪者の脳と前頭連合野の関係について学問的にしっかりしたデータが得られているわけではないものの，この記事は2つの意味で重要である。1つは，前頭連合野の異常，それもその中の一定部位の特定の異常と犯罪の関係がきわめて密接であるとすると，今後健康診断などで脳スキャンが普及すると多くの人のデータが得られ，その結果罪を犯す可能性がきわめて大きい人が抽出されてくる可能性がある。これを社会がどう扱うか，という問題である。精神病患者についてもこうした問題は過去に取り扱われたが，日常ではとくに問題がなく生活していたとしても，大きな罪を犯す可能性がきわめて高いと思われる人物をほっておいていいのか，犯罪が起きてしまったら責任は誰が取るのか，という問題である。実際，過去にはロボトミー手術は防犯のためと称して行われたものがないわけではなかったのである。

もう一つは犯罪に対する責任能力の問題である。現在の法律では，精神病や精神遅滞により，責任能力がないと見なされた犯罪者は罪に問われない。前頭連合野の働きに不全があり，その結果として罪を犯した場合，その犯罪者の責任を問えるか，という問題である。悪いのは機能不全の前頭連合野であり，その人を罪に問うのは適切ではない，という考えもあり得るのである。大きな罪を犯した人の脳は大なり小なり罪を犯さない人の脳と構造的あるいは機能的に異なっているであろう。そうだとすると，ほとんどの凶悪犯罪は「悪い脳」の仕業であり，誰も罪に問えなくなってしまうということにもなりかねない。問題はどこまでそうした考えを拡張できるか，であろう。測定機器で検出できるくらいの異常が見つかるなら責任能力を問わないのか，それとも異常の程度が大きいものだけを罪に問わないようにするのか？　もしそうするとしたら，線引きはどこでするのか？　と解決はつきそうもないのである。しかし，脳スキャンがこれだけ普及した現在，すでにわれわれはこ

うした質問に回答を迫られているのである。

　この問題と密接に結びついて，2004年の 'Science' 誌には「Crime, culpability, and the adolescent brain」というタイトルの記事が掲載されている（Beckman, 2004）。これはアメリカ最高裁が，18歳未満の殺人者を死刑に処すのを適切と認めるかどうかを検討している，という内容である。本書の7章でも述べたように，前頭連合野はその発達に20年以上を要する。18歳未満というと前頭連合野は十分発達しておらず，衝動を制御することが困難であり，善悪，自分の行為のもたらす結果を考えるだけの能力が十分身についていないとみなされる。そのため，未熟な前頭連合野が犯罪を抑制することができないのであり，18歳未満の青年を前頭連合野が十分発達した大人と同様な罪に問うのは適切ではないのではないか，という議論である。

　ここでも「未熟」という「前頭連合野の不全」と犯罪の関係が大きな問題になっているわけである。前頭連合野の機能不全と犯罪，未熟な脳と犯罪の関係については今後大きな研究課題になると思われる。確かに罪を犯す人間で前頭連合野の不全な者の割合は，健全な者の割合より多いかもしれない。しかし逆に前頭連合野が不全であっても圧倒的に多くの人は罪を犯さないであろう。たしかに未熟な前頭連合野を持つ若者は，成熟した大人より，圧倒的にばかげたことをしでかす機会が多いと思われる。しかし，犯罪，それも殺人などの凶悪犯罪を犯す者の割合は少なくとも現代においてとくに若者に多いというわけではないのである。なされた行動の背後に脳の異常や不全を見出すことは難しくないとしても，脳の異常や不全から犯罪を予見することは将来とも困難であり，今後ともこの問題は容易に解決できないものとして議論が続くものと思われる。

引 用 文 献

1章
Damasio, A. R.（1994）. *Descartes' Error : Emotion, reason, and the human brain.* New York : Grossset/Putnam.
（ダマシオ, A. R. 田中三彦（訳）（2000）. 生存する脳――心と脳と身体の神秘　講談社）
Damasio, H., Grabowski, T., Frank, R., Galaburda, A.M., & Damasio, A. R.（1994）. The return of Phineas Gage : Clues about the brain from the skull of a famous patient. *Science,* **264**, 1102-1105.
Freeman, W., & Watts, J. W.（1942）. *Psychosurgery : Intelligence, emotion, and social behavior following prefrontal lobotomy for mental disorders.*　Springer IL Thomas.
Gazzaniga, M. S.（1985）. *The social brain.*　New York : Basic Books.
（ガザニガ, M. S. 杉下守弘・関　啓子（訳）（1987）. 社会的脳――心のネットワークの発見　青土社）
Harlow, J. M.（1948）. Passage of an iron rod through the head. *Boston Medical and Surgical Journal,* **39**, 389-393.
Harlow, J. M.（1868）. Recovery from the passage of an iron bar through the head. *Publication of the Massachusetts Medical Society,* **2**, 327-347.
MacMillan, M.（2000）. *An odd kind of fame : Stories of Phineas Gage.*　Cambridge, Massachusetts : The MIT Press.
丹羽真一（1983）. ロボトミーの話　サイコロジー, **38**, 6-11.　サイエンス社
Pressman, J. D.（1998）. *Last resort : Psychosurgry and the limits of medicine.*　Cambrige UK : Cambridge University Press.
Scoville, W., & Milner, B.（1957）. Loss of recent memory after bilateral hippocampal lesions. *Journal of Neurology, Neurosurgery and Psychiatry,* **20**, 11-21.
Teuber, H-L.（1964）. The riddle of frontal lobe function in man. In J. M. Warren, & K. Akert（Eds.）, *The frontal granular cortex and behavior.*　New York : McGraw-Hill. pp.410-444.
Weiskranz, L.（1986）. *Blindsignt : A case study and implications.*　Oxford : Oxford University Press.

2章
Brodman, K.（1909）. *Vergleichende Lokalizationslehre der Grosshirnrinde in ihren Prinzipien dargestalt auf Grund des Zellenbaues.*　Leipzig : Barth.
Devinsky, O., & D'Esposito, M.（2004）. *Neurology of cognitive and behavioral disorders.*　New York : Oxford University Press.
Drewe, E. A.（1975）. Go-no go learning after frontal lobe lesions in humans. *Cortex,* **11**, 8-16.
Fuster, J. M.（1997）. *The prefrontal cortex : Anatomy, physiology and neuropsychology of the frontal lobe.* 3rd ed.　New York : Lippincott-Raven.
Hebb, D. O.（1939）. Intelligence in man after large removals of cerebral tissue : Report of four left frontal lobe cases. *Journal of Genetic Psychology,* **21**, 73-87.

Jacobsen, C. F. (1936). Studies of cerebral function in primates : I. The functions of the frontal association areas in monkeys. *Comparative Psychology Monographs*, **13**, 3-60.
川村光毅 (1977). "連合野"の線維結合 (I) 皮質間結合――サルとネコの皮質間結合の比較と"連合野"の発達についての試論 神経研究の進歩, **21**, 41-60.
Luria, A. R. (1980). *Higher cortical functions in man.* New York : Basic Book.
Milner, B., & Petrides, M. (1984). Behavioral effects of frontal-lobe lesions in man. *Trends in Neurosciences*, **7**, 403-407.
Owen, A. M., Roberts, A. C., Polkey, C. E., Sahakian, B. J., & Robbins, T. W. (1991). Extra-dimensional versus intra-dimensional set shifting performance following frontal lobe excision, temporal lobe excisions or amygdalo-hippocampectormy in man. *Neuropsychologia*, **29**, 993-1006.
Penfield, W., & Evans, J. (1935). The frontal lobe in man : A clinical study of maximum removals. *Brain*, **68**, 115-133.
Penfield, W., & Perot, P. (1963). The brain's record of auditory and visual experience : A final summary and discussion. *Brain*, **86**, 595-696.
Perret, E. (1974). The left frontal lobe of man and the suppression of habitual responses in verbal categorical behavior. *Neuropsychologia*, **12**, 323-330.
Petrides, M. (1985). Deficits on conditional associative-learning tasks after frontal- and temporal-lobe lesions in man. *Neuropsychologia*, **23**, 601-614.
Petrides, M. (1995). Impairments on nonspatial self-ordered and externally ordered working memory tasks after lesions of the mid-dorsal part of the lateral frontal cortex in the monkey. *Journal of Neuroscience*, **15**, 359-375.
Rosenkilde, C. E. (1979). Functional heterogeneity of the prefrontal cortex in the monkey : A review. *Behavioral and Neural Biology*, **25**, 301-345.
Shallice, T. (1982). Specific impairments of planning. *Philosophical Transactions of the Royal Society of London. B.* **298**, 199-209.
Shimamura, A. R. (1995). Memory and frontal lobe function. In M. S. Gazzaniga (Ed.), *The cognitive neuroscience.* Cambridge : MIT Press. pp.803-813.
Walker, A. E. (1940). A cytoarichitectual study of the prefrontal area of the macaque monkey. *Journal of Comparative Neurology*, **73**, 59-86.
渡辺正孝 (1986). 前頭連合野と知的機能 伊藤正男・酒田英夫 (編) 脳科学の新しい展開 岩波書店 pp.106-117.

3章

Biro, D., & Matsuzawa, T. (2001). Chimpanzee numerical competence : Cardinal and ordinal skills. In T. Matsuzawa (Ed.), *Primate origins of human cognition and behavior.* Tokyo : Springer. pp.199-225.
Duncker, K. (1935). *Zur Psychologie des produktiven Denkens.* Julius Springer.
(ドゥンカー, K. 小宮山栄一 (訳) (1952). 問題解決の心理 金子書房)
Herrnstein, R. J., Lobeland, D. H., & Cable, C. (1976). Natural concepts in pigeons. *Journal of Experimental Psychology : Animal Behavior Processes*, **2**, 285-302.
Köhler, W. (1917). *Intelligenzprüfungen an Menschenaffen.* Berlin : Springer.
(ケーラー, W. 宮 孝一 (訳) (1962). 類人猿の智恵試験 岩波書店)
Matsuzawa, T. (2001). Primate foundations of human intelligence : A view of tool use in

nonhuman primates and fossil hominids. In T. Matsuzawa (Ed.), *Primate origins of human cognition and behavior.* Tokyo : Springer. pp.3-25.
松沢哲郎（2002）．進化の隣人チンパンジー──アイとアユムの仲間たち　NHK人間講座　日本放送出版協会
Mayer, R. E. (1977). *Thinking and problem solving : An introduction to human cognition and learning.* Glenview, Illinois : Scott, Foresman.
（メイヤー，R. E.　佐古順彦（訳）（1979）．新思考心理学入門──人間の認知と学習への手引き　サイエンス社）
Tversky, A., & Kahneman, D. (1974). Judgment under uncertainty : Heuristics and biases. *Science*, **185**, 1124-1131.

4章

Churchland, P. S., & Sejnowski, T. J. (1988). Perspectives on cognitive neuroscience. *Science*, **242**, 741-745.
Evarts, E. V. (1973). Brain mechanisms in movement. *Scientific American*, **229**, 96-103.
（日経サイエンス　1973年9月号　30-38．）
Fuster, J. M. (1997). *The prefrontal cortex : Anatomy, physiology and neuropsychology of the frontal lobe.* 3rd ed.　New York : Lippincott-Raven.
川島隆太（2002）．高次機能のブレインイメージング　医学書院
Logothetis, N. K., Pauls, J., Augath, M., Trinath, T., & Oeltermann, A. (2001). Neurophysiological investigation of the basis of the fMRI signal. *Nature*, **412**, 150-157.
宮内　哲（1997）．ヒトの脳機能の非侵襲的測定　生理心理学と精神生理学，**5**, 11-29.
Niki, H., Sugita, S., & Watanabe, M. (1990). Modification of the activity of primate frontal neurons during learning of a Go/No-go discrimination and its reversal-A progress report. In E. Iwai, & M. Mishkin (Eds.), *Vision, memory and temporal lobe.* Amsterdam : Elsevier. pp.295-304.
Niki, H., & Watanabe, M. (1979). Prefrontal and cingulate unit activity during timing behavior in the monkey. *Brain Research*, **171**, 213-224.
Ogawa, S., Tank, D. W., Menon, R., Ellermann, J. M., Kim, S., Merkle, H., & Ugurbil, K. (1992). Intrinsic signal changes accompanying sensory stimulation : Functional brain mapping with magnetic resonance imaging. *Proceedings of the National Academy of Sciences of USA.*, **89**, 5951-5955.
Sakagami, M., & Niki, H. (1994). Encoding of behavioral significance of visual stimuli by primate prefrontal neurons : Relation to relevant task conditions. *Experimental Brain Research*, **97**, 423-436.
Talairach, J., & Tournoux, P. (1988). *Co-planar stereotaxic atlas of the human brain.* New York : Thieme.
Watanabe, M. (1986a). Prefrontal unit activity during delayed conditional Go/No-go discrimination in the monkey. I. Relation to the stimulus. *Brain Research*, **382**, 1-14.
Watanabe, M. (1986b). Prefrontal unit activity during delayed conditional Go/No-go discrimination in the monkey. II. Relation to Go and No-go responses. *Brain Research*, **382**, 15-27.
Watanabe, M. (1989). The appropriateness of behavioral responses coded in post-trial

activity of primate prefrontal units. Neuroscience Letters, 101, 113-117.
Watanabe, M. (1992). Frontal units of the monkey coding the associative significance of visual and auditory stimuli. *Experimental Brain Research*, **89**, 233-247.
Watanabe, M. (1990). Prefrontal unit activity during associative learning in the monkey. *Experimental Brain Research*, **80**, 296-309.
Watanabe, M. (2002) . Integration across multiple cognitive and motivational domains in monkey prefrontal cortex. In D. T. Stuss, & R. Knight (Eds.), *Principles of frontal lobes function*. New York : Oxford University Press. pp.326-337.
Watanabe, M., Hikosaka, K., Sakagami, M., & Shirakawa, S. (2002). Coding and monitoring of motivational context in the primate prefrontal cortex. *Journal of Neuroscience*, **22**, 2391-2400.

5章

Arnsten, A. F. T., & Robbins, T. W. (2002). Neurochimical modulation of prefrontal cortical function in humans and animals. In D. T. Stuss, & R. T. Knight (Eds.), *Principles of frontal lobe function*. New York : Oxford University Press. pp.51-84.
Baddeley, A. (1986). *Working memory*. Oxford : Oxford University Press.
Baddeley, A. (1992). Working memory. *Science*, **255**, 556-559.
Baddeley, A. (2002). Fractionating the central executive. In D. T. Stuss, & R. T. Knight (Eds.), *Principles of frontal lobe function*. New York : Oxford University Press. pp.246-260.
Baker, S. C., Frith, C. D., Frackowiak, R. S. J., & Dolan, R. J. (1996). Active representation of shape and spatial location in man. *Cerebral Cortex*, **6**, 612-619.
Brozoski, T. J., Brown, R. M., Rosvold, H. E., & Goldman, P. S. (1979). Cognitive deficit caused by regional depletion of dopamine in prefrontal cortex of rhesus monkey. *Science*, **205**, 929-932.
Callicott, J. H., Mattay, V. S., Bertolino, A., Finn, K., Coppola, R., Frank, J. A., Goldberg, T. E., Weinberger, D. R. (1999). Physiological characteristics of capacity constraints in working memory as revealed by functional MRI. *Cerebral Cortex*, **9**, 20-26.
Carlson, S., Martinkauppi, S., Rama, P., Salli, E., Korvenoja, A., & Aronen, H. J. (1998). Distribution of cortical activation during visuospatial n-back tasks as revealed by functional magnetic resonance imaging. *Cerebral Cortex*, **8**, 743-752.
Chafee, M. V., & Goldman-Rakic, P. S. (1998). Matching patterns of activity in primate prefrontal area 8a and parietal area 7ip neurons during a spatial working memory task. *Journal of Neurophysiology*, **79**, 2919-2940.
Constantinidis, C., & Steinmetz, M. A. (1996). Neuronal activity in posterior parietal area 7a during the delay periods of a spatial memory task. *Journal of Neurophysiology*, **76**, 1352-1355.
Courtney, S. M., Petit, L., Maisog, J. M., Ungerleider, L. G., & Haxby, J. V. (1998). An area specialized for spatial working memory in human frontal cortex. *Science*, **279**, 1347-1351.
Courtney, S. M., Ungerleider, L. G., Keil, K., & Haxby, J. V. (1996). Object and spatial visual working memory activate separate neural systems in human cortex. *Cerebral Cortex*, **6**, 39-49.

D'Esposito, M., Aguirre, G. K., Zarahn, E., Ballard, D., Shin, R. K., & Lease, J. (1998). Functional MRI studies of spatial and nonspatial working memory. *Brain Research：Cognitive Brain Research*, **7**, 1-13.

D'Esposito, M., & Postle, B. R. (2002). The organization of working memory function in lateral prefrontal cortex：Evidence from event-related functional MRI. In D. T. Stuss, & R. T. Knight (Eds.), *Principles of frontal lobe function*. New York：Oxford University Press. pp.168-187.

Elliot, H. C. (1970). Textbook of Neuroanatomy. Philadelphia：Lippincott.

Freedman, M., & Oscar-Berman, M. (1986). Bilateral frontal lobe disease and selective delayed response deficits in humans. *Behavioral Neuroscience*, **100**, 337-342.

Funahashi, S., Bruce, C. J., Goldman-Rakic, P. S. (1989). Mnemonic coding of visual space in the monkey's dorsolateral prefrontal cortex. *Journal of Neurophysiology*, **61**, 331-349.

Funahashi, S., Chafee, M. V. & Goldman-Rakic, P. S. (1993). Prefrontal neuronal activity in rhesus monkeys performing a delayed anti-saccade task. *Nature*, **365**, 753-756.

Fuster, J. M., & Jervey, J. P. (1982). Neuronal firing in the inferotemporal cortex of the monkey in a visual memory task. *Journal of Neuroscience*, **2**, 361-375.

Goldman-Rakic, P. S. (1996). The prefrontal landscape：Implications of functional architecture for understanding human mentation and the central executive. *Philosophical Transactions of the Royal Society of London.* B. **351**, 1445-1453.

Kubota, K., Iwamoto, T., & Suzuki, H. (1974). Visuokinetic activities of primate prefrontal neurons during delayed-response performance. *Journal of Neurophysiology*, **37**, 1197-1212.

Kubota, K., & Niki, H. (1971). Prefrontal cortical unit activity and delayed alternation performance in monkeys. *Journal of Neurophysiology*, **34**, 337-347.

Mansouri, F. A., Tanaka, K. (2002). Behavioral evidence for working memory of sensory dimension in macaque monkeys. *Behavioral Brain Research*, **136**, 415-426.

Miller, E. K., Erickson, C. A., & Desimone, R. (1996). Neural mechanisms of visual working memory in prefrontal cortex of the macaque. *Journal of Neuroscience*, **16**, 5154-5167.

Milner, B., & Petrides, M. (1984). Behavioral effects of frontal-lobe lesions in man. *Trends in Neurosciences*, **7**, 403-407.

Mishkin, M., & Manning, F. J. (1978). Nonspatial memory after selective prefrontal lesions in monkeys. *Brain Research*, **143**, 313-323.

Miyashita, Y., & Chang, H. S. (1988). Neuronal correlate of pictorial short-term memory in the primate temporal cortex. *Nature*, **331**, 68-70.

Mottaghy, F. M., Gangitano, M., Sparing, R., Krause, B. J., & Pascual-Leone, A. (2002). Segregation of areas related to visual working memory in the prefrontal cortex revealed by rTMS. *Cerebral Cortex*, **12**, 369-375.

Niki, H. (1974). Differential activity of prefrontal units during right and left delayed response trials. *Brain Research*, **70**, 346-349.

Niki, H., & Watanabe, M. (1976). Prefrontal unit activity and delayed response：Relation to cue location versus direction of response. *Brain Research*, **105**, 79-88.

Olton, D. S., Becker, J. T., & Handelmann, G. E. (1979). Hippocampus, space, and

memory. *Behavior and Brain Sciences*, **2**, 313-365.
O'Scalaidhe, S. P., Wilson, F. A. W., & Goldman-Rakic, P. S. (1997). Areal segregation of face processing neurons in prefrontal cortex. *Science*, **278**, 1135-1138.
Owen, A. M., Evans, A. C., & Petrides, M. (1996). Evidence for a two-stage model of spatial working memory processing within the lateral fronal cortex : A positron emission tomography study. *Cerebral Cortex*, **6**, 31-38.
Owen, A. M., Downes, J. J., Sahakian, B. J., Polkey, C. E., & Robbins, T. W. (1990). Planning and spatial working memory following frontal lobe lesions in man. *Neuropsychologia*, **28**, 1021-1034.
Owen, A. M., Stern, C. E., Look, R. B., Tracey, I., Rosen, B. R., & Petrides, M. (1998). Functional organization of spatial and nonspatial-working memory processing within the human lateral-frontal cortex. *Proceedings of the National Academy of Sciences of USA.*, **95**, 7721-7726.
Passingham, R. E. (1975). Delayed matching after selective prefrontal lesions in monkeys. *Brain Research*, **92**, 89-102.
Petrides, M. (1995). Impairments on nonspatial self-ordered and externally ordered working memory tasks after lesions of the mid-dorsal part of the lateral frontal cortex in the monkey. *Journal of Neuroscience*, **15**, 359-375.
Petrides, M. (1996). Specialized systems for the processing of mnemonic information within the primate frontal cortex. *Philosophical Transactions of the Royal Society of London. B.* **351**, 1455-1462.
Petrides, M., Alivisatos, B., Meyer, E., & Evans, A. C. (1993). Functional activation of the human frontal cortex during the performance of verbal working memory tasks. *Proceedings of the National Academy of Sciences of USA.*, **90**, 878-882.
Rao, S. C., Rainer, G., & Miller, E. K. (1997). Integration of what and where in the primate prefrontal cortex. *Science*, **276**, 821-824.
Rushworth, M. F. S., Nixon, P. D., Eacott, M. J., & Passingham, R. E. (1997). Ventral prefrontal cortex is not essential for working memory. *Journal of Neuroscience*, **17**, 4829-4838.
Sakagami, M., & Niki, H. (1995). Encoding of behavioral significance of visual stimuli by primate prefrontal neurons : Relation to relevant task conditions. *Experimental Brain Research*, **97**, 423-436.
Smith, E. E., Jonides, J., Koeppe, R. A., Awh, E., Schumacher, E. H., Minoshima, S. (1995). Spatial versus object working memory : PET investigations. *Journal of Cognitive Neuroscience*, **7**, 337-356.
Smith, E. E., Jonides, J., & Koeppe, R. A. (1996). Dissociating verbal and spatial working memory using PET. *Cerebral Cortex*, **6**, 11-20.
Ungerleider, L. G., & Mishkin, M. (1982). Two cortical visual systems. In D. G. Ingle, M. A. Goodale, & R. J. W. Mansfield (Eds.), *Analysis of visual behavior*. Cambridge : MIT Press. pp.549-586.
Wallis, J. D., Anderson, K. C., & Miller, E. K. (2001). Single neurons in prefrontal cortex encode abstract rules. *Nature*, **411**, 953-956.
Watanabe, M. (1989). The appropriateness of behavioral responses coded in post-trial activity of primate prefrontal units. *Neuroscience Letters*, **101**, 113-117.

Watanabe, M., Hikosaka, K., Sakagami, M., & Shirakawa, S. (2002). Coding and monitoring of motivational context in the primate prefrontal cortex. *Journal of Neuroscience*, **22**, 2391-2400.

Watanabe, M., Kodama, T., & Hikosaka. K. (1997). Increase of extracellular dopamine in primate prefrontal cortex during a working memory task. *Journal of Neurophysiology*, **78**, 2795-2798.

Wilson, F. A. W., O'Scalaidhe, S. P., & Goldman-Rakic, P. S. (1993). Dissociation of object and spatial processing domains in primate prefrontal cortex. *Science*, **260**, 1955-1958.

6章

Acuna, B. D., Eliassen, J. C., Donoghue, J. P., & Sanes, J. N. (2002). Frontal and parietal lobe activation during transitive inference in humans. *Cerebral Cortex*, **12**, 1312-1321.

Baker, S. C., Rogers, R. D., Owen, A. M., Frith, C. D., Dolan, R. J., Frackowiak, R. S. J., & Robbins, T. W. (1996). Neural systems engaged by planning : A PET study of the Tower of London task. *Neuropsychologia*, **34**, 515-526.

Berman, K. F., Ostrem, J. L., Randolph, C., Gold, J., Goldberg, T. E., Coppola, R., Carson, R. E., Herscovitch, P., & Weinberger, D. R. (1995). Physiological activation of a cortical network during performance of the Wisconsin Card Sorting Test : A positron emission tomography study. *Neuropsychologia*, **33**, 1027-1046.

Braver, T. S., & Bongiolatti, S. R. (2002). The role of frontopolar cortex in subgoal processing during working memory. *Neuroimage*, **15**, 523-536.

Braver, T. S., Reynolds, J.R., & Donaldson, D. I. (2003). Neural mechanisms of transient and sustained cognitive control during task switching. *Neuron*, **39**, 713-726.

Celebrini, S., & Newsome, W. T. (1994). Neuronal and psychophysical sensitivity to motion signals in extrastriate area MST of the macaque monkey. *Journal of Neuroscience*, **14**, 4109-4124.

Christoff, K., Prabhakaran, V., Dorfman, J., Zhao, Z., Kroger, J. K., Hoiyoak, K. J., & Gabrieli, J. D. (2001). Rostrolateral prefrontal cortex involvement in relational integration during reasoning. *Neuroimage*, **14**, 1136-1149.

Freedman, D. J., Riesenhuber, M., Poggio, T., & Miller, E. K. (2001). Categorical representation of visual stimuli in the primate prefrontal cortex. *Science*, **291**, 312-316.

Goel, V., Gold, B., Kapur, S., & Houle, S. (1997). The seats of reason ? An imaging study of deductive and inductive reasoning. *NeuroReport*, **8**, 1305-1310.

Goel, V., & Dolan, R. J. (2003). Reciprocal neural response within lateral and ventral medial prefrontal cortex during hot and cold reasoning. *Neuroimage*, **20**, 2314-2321.

Hoshi, E., Shima, K., Tanji, J. (2000). Neuronal activity in the primate prefrontal cortex in the process of motor selection based on two behavioral rules. *Journal of Neurophysiology*, **83**, 2355-2373.

Kim, J. N., & Shadlen, M. N. (1999). Neural correlates of a decision in the dorsolateral prefrontal cortex of the macaque. *Nature Neuroscience.*, **2**, 176-185.

Knauff, M., Mulack, T. M., Kassubek, J., Salih, H. R., & Greenlee, M. W. (2002). Spatial imagery in deductive reasoning : A functional MRI study. *Brain Research* : *Cognitive Brain Research*, **13**, 203-212.

Koechlin, E., Basso, G., Pietrini, P., Panzer, S., & Grafman, J. (1999). The role of the

anterior prefrontal cortex in human cognition. *Nature*, **399**, 148-151.
Konishi, S., Hayashi, T., Uchida, I., Kikyo, H., Takahashi, E., & Miyashita, Y. (2002). Hemispheric asymmetry in human lateral prefrontal cortex during cognitive set shifting. *Proceedings of the National Academy of Sciences of USA.*, **99**, 7803-7808.
Konishi, S., Nakajima, K., Uchida, I., Kikyo, H., Kameyama, M., & Miyashita, Y. (1999). Common inhibitory mechanism in human inferior prefrontal cortex revealed by event-related functional MRI. *Brain*, **122**, 981-991.
Kroger, J. K., Sabb, F. W., Fales, C. L., Bookheimer, S. Y., Cohen, M. S., & Holyoak, K. J. (2002). Recruitment of anterior dorsolateral prefrontal cortex in human reasoning : A parametric study of relational complexity. *Cerebral Cortex*, **12**, 477-485.
Monchi, O., Petrides, M., Petre, V., Worsley, K., & Dagher, A. (2001). Wisconsin Card Sorting revisited : Distinct neural circuits participating in different stages of the task identified by event-related functional magnetic resonance imaging. *Journal of Neuroscience*, **21**, 7733-7741.
Nagahama, Y., Fukuyama, H., Yamauchi, H., Matsuzaki, S., Konishi, J., Shibasaki, H., & Kimura, J. (1996). Cerebral activation during performance of a card sorting test. *Brain*, **119**, 1667-1675.
Nagahama, Y., Okada, T., Katsumi, Y., Hayashi, T., Yamauchi, H., Oyanagi, C., Konishi, J., Fukuyama, H., & Shibasaki, H. (2001). Dissociable mechanisms of attentional control within the human prefrontal cortex. *Cerebral Cortex*, **11**, 85-92.
Nieder, A., Freedman, D. J., & Miller, E. K. (2002). Representation of the quantity of visual items in the primate prefrontal cortex. *Science*, **297**, 1708-1711.
Owen, A. M., Roberts, A. C., Polkey, C. E., Sahakian, B. J., & Robbins, T. W. (1991). Extra-dimensional versus intra-dimensional set shifting performance following frontal lobe excision, temporal lobe excisions or amygdalo-hippocampectormy in man. *Neuropsychologia*, **29**, 993-1006.
Parsons, L. M., & Osherson, D. (2001). New evidence for distinct right and left brain systems for deductive versus probabilistic reasoning. *Cerebral Cortex*, **11**, 954-965.
Prabhakaran, V., Smith, J. A. L., Desmond, J. E., Glover, G. H., & Gabrieli, J. D. E. (1997). Neural substrates of fluid reasoning : An FMRI study of neocortical activation during performance of the Raven's Progressive Matrices Test. *Cognitive Psychology*, **33**, 43-63.
Reber, P. J., Stark, C. E., & Squire, L. R. (1998). Cortical areas supporting category learning identified using functional MRI. *Proceedings of the National Academy of Sciences of USA.*, **95**, 747-750.
Rogers, R. D., Andrews, T. C., Grasby, P. M., Brooks, D. J., & Robbins, T. W. (2000). Contrasting cortical and subcortical activations produced by attentional-set shifting and reversal learning in humans. *Journal of Cognitive Neuroscience*, **12**, 142-162.
Sakagami, M., & Niki, H. (1995). Encoding of behavioral significance of visual stimuli by primate prefrontal neurons : Relation to relevant task conditions. *Experimental Brain Research*, **97**, 423-436.
Sawamura, H., Shima, K., & Tanji, J. (2002). Numerical representation for action in the parietal cortex of the monkey. *Nature*, **415**, 918-922.
Sigala, N., & Logothetis, N. K. (2002). Visual categorization shapes feature selectivity in

the primate temporal cortex. *Nature*, **415**, 318-320.
Sirigu, A., Zalla, T., Pillon, B., Grafman, J., Dubois, B., Agid, Y., & Dubois, B. (1995a). Encoding of sequence and boundaries of script following pre-frontal lesions. *Cortex*, **32**, 297-310.
Sirigu, A., Zalla, T., Pillon, B., Grafman, J., Dubois, B., Agid, Y., & Dubois, B. (1995b). Selective impairments in managerial knowledge in patients with pre-frontal cortex lesions. *Cortex*, **31**, 301-316.
Skosnik, P. D., Mirza, F., Gitelman, D. R., Parrish, T. B., Mesulam, M. M., & Reber, P. J. (2002). Neural correlates of artificial grammar learning. *Neuroimage*, **17**, 1306-1314.
Strange, B. A., Henson, R. N. A., Friston, K. J., & Dolan, R. J. (2001). Anterior prefrontal cortex mediates rule learning in humans. *Cerebral Cortex*, **11**, 1040-1046.
Vogels, R. (1999). Categorization of complex visual images by rhesus monkeys. Part 2 : Single-cell study. *European Journal of Neuroscience*, **11**, 1239-1255.
Wallis, J. D., Anderson, K. C., & Miller, E. K. (2001). Single neurons in prefrontal cortex encode abstract rules. *Nature*, **411**, 953-956.
Waltz, J. A., Knowlton, B. J., Holyoak, K. J., Boone, K. B., Mishkin, F. S., Santos, M. de Menezes, Thomas, C. R., & Miller, B. L. (1999). A system for relational reasoning in human prefrontal cortex. *Psychological Science*, **10**, 119-125.
Watanabe, M., Hikosaka, K., Sakagami, M., & Shirakawa, S. (2002). Coding and monitoring of motivational context in the primate prefrontal cortex. *Journal of Neuroscience*, **22**, 2391-2400.
White, I. M., & Wise, S. P. (1999). Rule-dependent neuronal activity in the prefrontal cortex. *Experimental Brain Research*, **126**, 315-335.
Zalla, T., Plassiart, C., Pillon, B., Grafman, J., & Sirigu, A. (2001). Action planning in a virtual context after prefrontal cortex damage. *Neuropsychologia*, **39**, 759-770.

7章

Cabeza, R., Anderson, N. D., Locantore, J. K., & Mcintosh, A. R. (2002). Aging gracefully : Compensatory brain activity in high-performing older adults. *Neuroimage*, **17**, 1394-1402.
Chugani, H. T., Phelps, M. E., & Mazziotta, J. C. (1987). Positron emission tomography study of human brain functional development. *Annals of Neurology*, **22**, 487-497.
D'Esposito, M., Deouell, L. Y., & Gazzaley, A. (2003). Alterations in the BOLD fMRI signal with ageing and disease : A challenge for neuroimaging. *Nature Reviews Neuroscience*, **4**, 863-872.
Diamond, A. (1990). Developmental time course in human infants and infant monkeys, and the neural bases of inhibitory control in reaching. *Annals of the New York Academy of Sciences*, **608**, 637-676.
Diamond, A. (2003). A model system for studying the role of dopamine in the prefrontal cortex during early development in humans : Early and continuously treated phenylketonuria. In C. A. Nelson, & M. Luciana (Eds.), *Handbook of developmental cognitive neuroscience*. Cambridge, Massachusetts : The MIT Press.
Eslinger, P. J., Biddle, K. R., & Grattan, L. M. (1997). Cognitive and social development in children with prefrontal cortex lesions. In N. A. Krasnegor, G. R. Lyon, & P. S. Goldman-

Rakic (Eds.), *Development of the prefrontal cortex*: *Evolution, neurobilogy, and behavior*. Baltimore, Maryland: Paul H Brookers Publishing. pp.283-335.

Fuster, J. M. (1997). *The prefrontal cortex*: *Anatomy, physiology and neuropsychology of the frontal lobe*. 3rd ed. New York: Lippincott-Raven.

Giedd, J. N., Blumenthal, J., Jeffries, N. O., Castellanos, F. X., Liu, H., Zijdenbos, A., Paus, T., Evans, A. C., & Rapoport, J. L. (1999). Brain development during childhood and adolescence: A longitudinal MRI study. *Nature Neuroscience.*, **2**, 861-863.

Goldman-Rakic, P. S., Isseroff, A., Schwartz, M. L., & Bugbee, N. M. (1983). The neurobiology of cognitive development. In P. Mussen (Ed.), *Handbook of child psychology*: *Biology and infancy development*. Vol.2. New York: Wiley. pp.281-344.

Head, D., Raz, N., Gunning-Dixon, F., Williamson, A., & Acker, J. D. (2002). Age-related differences in the course of cognitive skill acquisition: The role of regional cortical shrinkage and cognitive resources. *Psychology and Aging*, **17**, 72-84.

Hedden, T., Gabrieli, J. D. E. (2004). Insight into the aging mind: A view from cognitive neuroscience. *Nature Reviews Neuroscience*, **5**, 87-96.

Huttenlocher, P. R. (1990). Morphometric study of human cerebral cortex development. *Neuropsychologia*, **28**, 517-527.

Huttenlocher, P. R., & Dabholkar, A. S. (1997). Developmental anatomy of prefrontal cortex. In N. A. Krasnegor, G. R. Lyon, & P. S. Goldman-Rakic (Eds.), *Development of the prefrontal cortex*: *Evolution, neurobilogy, and behavior.* Baltimore, Maryland: Paul H Brookers Publishing. pp.69-83.

Kennard, M. (1942). Cortical reorganizaion of motor function. *Archives of Neurology*, **48**, 227-240.

Klingberg, T., Forssberg, H., & Westerberg, H. (2002). Increased brain activity in frontal and parietal cortex underlies the development of visuospatial working memory capacity during childfood. *Journal of Cognitive Neuroscience*, **14**, 1-10.

Moore, T. L., Killiany, R. J., Herndon, J. G., Rosene, D. L., & Moss, M. B. (2003). Impairment in abstraction and set shifting in aged rhesus monkeys.*Neurobiology of Aging*, **24**, 125-134.

Reuter-Lorenz, P. (2002). New visions of the aging mind and brain. *Trends in Cognitive Sciences*, **6**, 394.

Rypma, B., & D'Esposito, M. (2003). Isolating the neural mechanisms of age-related changes in human working memory. *Nature Neuroscience*, **3**, 509-515.

Strauch, B. (2003). *The primal teen*: *What the new discoveries about the teenage brain tell us about our kids.* New York: Doubleday.
(ストローチ, B. 藤井留美（訳）(2004). 子どもの脳はこんなにたいへん！――キレる10代を理解するために　早川書房)

津本忠治 (1986). 脳と発達　朝倉書店

8章

Bechara, A., Tranel, D., Damasio, H., & Damasio, A. R. (1996). Failure to respond autonomically to anticipated future outcomes following damage to prefrontal cortex. *Cerebral Cortex*, **6**, 215-225.

Damasio, A. R. (1994). *Descartes' Error*: *Emotion, reason, and the human brain.* New

York：Grossset/Putnam.
（ダマシオ，A. R. 田中三彦（訳）（2000）．生存する脳——心と脳と身体の神秘　講談社）
Goel, V., Shuren, J., Sheesley, L., & Grafman, J.（2004）．Asymmetrical involvement of frontal lobes in social reasoning. *Brain*, **127**, 783-790.
Rolls, E. T.（1999）．The brain and emotion. Oxford：Oxford University Press.
Tversky, A., & Kahneman, D.（1974）．Judgement under uncertainty：Heuristics and biases. *Science*, **185**, 1124-1131.
Wason, P. C., & Johnson-Laird, P. N. （1972）．*Psychology of reasoning：Structure and content.* London：Batsford.

9章

Allman, J., & Brothers, L.（1994）．Face, fear and the amygdala. *Nature*, **372**, 613-614.
Baron-Cohen, S., Leslie, A. M., & Frith, U.（1985）．Does the autistic child have a "theory of mind"？ *Cognition*, **21**, 37-46.
Bird, C. M., Castelli, F., Malik, O., Frith, U., & Husain, M.（2004）．The impact of extensive medial frontal lobe damage on 'Theory of Mind' and cognition. *Brain*, **127**, 914-928.
Castelli, F., Happe, F., Frith, U., & Frith, C.（2000）．Movement and mind：A functional imaging study of perception and interpretation of complex intentional movement patterns. *Neuroimage*, **12**, 314-325.
Fine, C., Lumsden, J., & Blair, R. J.（2001）．Dissociation between 'theory of mind' and executive functions in a patient with early left amygdala damage. *Brain*, **124**, 287-298.
Fletcher, P. C., Happe, F., Frith, U., Baker, S. C., Dolan, R. J., Frackowiak, R. S., & Frith, C. D.（1995）．Other minds in the brain：A functional imaging study of "theory of mind" in story comprehension. *Cognition*, **57**, 109-128.
Frith, U., & Frith, C. D.（2003）．Development and neurophysiology of mentalizing. *Philosophical Transactions of the Royal Society of London.* B., **358**（1431）, 459-473.
Goleman, D.（1995）．*Emotional intelligence：Why it can matter more than IQ.* New York：Bantam.
（ゴールマン，D. 土屋京子（訳）（1996）．EQ——こころの知能指数　講談社）
Happe, F. G.（1994）．Wechsler IQ profile and theory of mind in autism：A research note. *Journal of Child Psychology and Psychiatry*, **35**（8）, 1461-1471.
Hedlund, J., & Sternberg, R. J.（2000）．Too many intelligences？：Integrating social, emotional, and practical intelligence. In R. Bar-On, & J. D. A. Parker （Eds.）, *The handbook of emotional intelligence.* pp.136-167.
Premack, D.（1988）．'Does the chimpanzee have a theory of mind？' revisited. In R. W. Byrne, & A. Whiten （Eds.）, *Machiavellian intelligence：Social expertise and the evolution of intellect in monkeys, apes and humans.* New York：Oxford University Press. pp.160-179.
Premack, D., & Woodruff, G.（1978）．Does the chimpanzee have a theory of mind？ *Behavioral and Brain Sciences*, **4**, 515-526.
Stone, V. E., Baron-Cohen, S., & Knight, R. T.（1998）．Frontal lobe contributions to theory of mind. *Journal of Cognitive Neuroscience*, **10**, 640-656.

Stuss, D. T., Gallup, G. G. Jr., & Alexander, M. P. (2001). The frontal lobes are necessary for 'theory of mind'. *Brain*, **124**, 279-286.

Wimmer, H., & Perner, J. (1983). Beliefs about beliefs：Representation and constraining function of wrong beliefs in young children's understanding of deception. *Cognition*, **13**, 103-128.

10章

新井康充（1999）．脳の性差——男と女の心を探る　共立出版

Cook, N. D. (1986). *The brain code：Mechanisms of interhemispheric transfer and the role of the corpus callosum*. London：Methuem.
　（クック，N. D.　久保田　競他（訳）（1988）．ブレインコード——左右半球間の情報処理　紀伊国屋書店）

Edwards, B. (1999). *The new drawing on the right side of the brain*. Los Angels：Tarcher.
　（エドワーズ，B.　北村孝一（訳）（2002）.脳の右側で描け　第3版　エルテ出版）

Gazzaniga, M. S. (1970). *The bisected brain*. New York：Appleton-Century-Crofts.

Gazzaniga, M. S. (1985). *The social brain*. New York：Basic Books.
　（ガザニガ，M. S.　杉下守弘・関　啓子（訳）（1987）．社会的脳——心のネットワークの発見　青土社）

Gazzaniga, M. S., & LeDoux, J. E. (1978). *The integrated mind*. New York：Plenum Press.
　（ガザニガ，M. S., & ルドゥー，J. E.　柏原恵龍他（訳）（1980）．二つの脳と一つの心——左右の半球と認知　ミネルヴァ書房）

Kimura, D. (1999). *Sex and cognition*. Cambridge, Massachusetts：MIT Press.
　（キムラ，D.　野島久雄・三宅真季子・鈴木眞理子（訳）（2001）．女の能力，男の能力——性差について科学者が答える　新曜社）

Luders, E., Narr, K. L., Thompson, P. M., Rex, D. E., Jancke, L., Steinmetz, H., & Toga, A. W. (2004). Gender differences in cortical complexity. *Nature Neuroscience*, **7**, 799-800.

Lynn, R. (1994). Sex differences in intelligence and brain size：A paradox resolved. *Personality and Individual Differences*, **17**, 257-271.

Ornstein, R. E. (1972). *The psychology of consciousness*. San Francisco：Freeman.
　（オーンスタイン，R. E.　北村晴朗（訳）（1976）．意識の心理——知性と直観の統合　産業能率短期大学出版部）

Ornstein, R. E. (1997). *The right mind：Making sense of the hemispheres*. New York：Harcourt Inc.
　（オーンスタイン，R. E.　藤井留美（訳）（2002）．右脳は天才？それとも野獣？　朝日新聞社）

Pease, A., & Pease, B. (1998). *Why men don't listen & women can't maps*. New York：Welcom Rain.
　（ピーズ，A., & ピーズ，B.　藤井留美（訳）（2000）．話を聞かない男，地図が読めない女——男脳・女脳が「謎」を解く　主婦の友社）

Pease, A., & Pease, B. (2002). *Why men lie and women cry*. London：Orion Pub. Co.
　（ピーズ，A., & ピーズ，B.　藤井留美（訳）（2003）．嘘つき男と泣き虫女　主婦の友社）

Sperry, R. W. (1968). Hemisphere deconnection and unity in conscious awareness. *American Psychologist*, **23**, 723-733.

Springer, S. P., & Deutsch, G. (1998). *Left brain, right brain*. 5th ed. New York： Freeman and Company.
　　(スプリンガー, S., & ドイチュ, G.　福井圀彦・河内十郎 (監訳) (1997).　左の脳と右の脳　第2版 (4th edition からの翻訳)　医学書院)
田中冨久子 (1998).　女の脳・男の脳　NHKブックス　日本放送出版協会
Tannen, D. (1994).　*Talking from 9 to 5*.　New York：William Morrow and Company.
　　(タネン, D.　田丸美寿々・金子一雄 (訳) (2001).　どうして男は, そんな言い方　なんで女は, あんな話し方——男と女の会話スタイル9TO5　講談社)
Willerman, L., Rutledge, J. N., & Bigler, E. D. (1991).　In vivo brain size and intelligence. *Intelligence*, **15**, 223-228.

11章

Deitrich, A. (2003).　Functional neuroanatomy of altered states of consciousness：The transient hypofrontality hypothesis. *Consciousness and Cognition*, **12**, 231-256.
Frith, C. (1998).　The role of the prefrontal cortex in self-consciousness：The case of auditory hallucinations. In A. C. Roberts, T. W. Robbins, & L. Weiskranz (Eds.), *The prefrontal cortex - executive and cognitive functions*.　Oxford：Oxford University Press. pp.181-194.
Hermle, l., Gouzoulis-Mayfrank, E., & Spitzer, M. (1998).　Blood flow and cerebral laterality in the mescalin model of psychosis. *Pharmacopsychiatry*, supplement **2**, 85-91.
Herzog, H., Lele, V. R., Kuwert, T., Langen, K-J., Kops, E. R., & Feinendegen, L. E. (1990-91). *Neuropsychobiology*, **23**, 182-187.
Hobson, J. A. (2000). *Dreaming：An introduction to the science of sleep* (originally published in English in Korea).
　　(ホブソン, A.　冬樹純子 (訳) (2003).　夢の科学——そのとき脳は何をしているのか？　講談社)
Hofmann, A. (1979). *LDS-Mein Sorgenkind*.　Stuttgart：Ernst Klett, (英語版 (1980). *LSD-My Problem Child*.　New York：McGraw-Hill.)
　　(ホッフマン, A.　福屋武人 (監訳) (1984)　LSD幻想世界への旅　新曜社)
Lazar, S. W., Bush, G., Gollub, R. L., Fricchione, G. L., Khalsa, G., & Benson, H. (2000). Functional brain mapping of the relaxation response and meditation. *NeuroReport*, **11**, 1581-1585.
Maquet, P. (2000).　Functional neuroimaging of normal human sleep by positron emission tomograpy. *Journal of Sleep Research*, **9**, 207-231.
Newberg, A., Pourdehnad, M., Alavi, A., & d'Aquuili, E. G. (2003).　Cerebral blood blow during meditative prayer：Preliminary findings and methodological issues. *Perceptual and Motor Skills*, **97**, 625-630.
Pochon, J. B., Levy, R., Fossati, P., Lehericy, S., Poline, J. B., Pillon, B., Le Bihan, D., & Dubois, B. (2002).　The neural system that bridges reward and cognition in human：An fMRI Study. *Proceedings of the National Academy of Sciences of USA.*, **99**, 5669-5674.
Watanabe, M. (1996).　Reward expectancy in primate prefrontal neurons. *Nature*, **382**, 629-632.

12章

Abbott, A. (2001). Into the mind of the killer. *Nature*, **410**, 296-298.
Barker, F. G. (1995). Phineas among the phrenologists : The American crowbar case and nineteenth-century theories of cerebral localization. *Journal of Neruosurgery*, **82**, 672-682.
Beckman, M. (2004). Crime, culpability, and the adolescent brain. *Science*, **305**, 596-599.
Binder, J. R., McKiernan, K. A., Parsons, M. E., Westbury, C. F., Possing, E. T., Kaufman, J. N., & Buchanan, L. (2003). Neural correlates of lexical access during visual word recognition. *Journal of Cognitive Neuroscience.*, **15**, 372-393.
Critchley, H. D., Corfield, D. R., Chandler, M. P., Mathias, C. J., & Dolan, R. J. (2000). Cerebral correlates of autonomic cardiovascular arousal : A functional neuroimaging investigation in humans. *Journal of Physiology*, **523**, 256-270.
Critchley, H. D., Mathieas, C. J., Josephs, O., O'Doherty, J., Zanini, S., Dewar, B-K., Cipolotti, L., Shallice, T., & Dolan, R. J. (2003). Human cingulate cortex and autonomic control : Converging neuroimaging and clinical evidence. *Brain*, **126**, 2139-2152.
Damasio, A. R. (1994). *Descartes' Error : Emotion, reason, and the human brain*. New York : Grossset/Putnam.
（ダマシオ，A. R. 田中三彦（訳）(2000). 生存する脳――心と脳と身体の神秘 講談社）
Gusnard, D. A., & Raichle, M. E. (2001). Searching for a baseline : Functional imaging and the resting human brain. *Nature Reviews Neuroscience*, **2**, 685-694.
Harlow, J. M. (1868). Recovery from the passage of an iron bar through the head. *Publication of the Massachusetts Medical Society*, **2**, 327-347.
Harlow, J. M. (1948). Passage of an iron rod through the head. *Boston Medical and Surgical Journal*, **39**, 389-393.
Macmillan, M. (2000). *An odd kind of fame : Stories of Phineas Gage*. Cambridge, Massachusetts : The MIT Press.
Mazoyer, B., Zago, L., Mellet, E., Bricogne, S., Etard, O., Houde, O., Crivello, F., Joliot, M., Petit, L., & Tzourio-Mazoyer, N. (2001). Cortical networks for working memory and executive functions sustain the conscious resting state in man. *Brain Research Review*, **54**, 283-298.
Mckiernan, K. A., Kaufman, J. N., Kucera-Thompson, J., & Binder, J. R. (2003). A parametric manipulation of factors affecting task-induced deactivation in functional neuroimaging.*Journal of Cognitive Neuroscience.*, **15**, 394-408.
Paus, T., Koski, L., Caramanos, Z., & Westbury, C. (1998). Regional differences in the effects of task difficulty and motor output on blood flow response in the human anterior cingulate cortex : A review of 107 PET activation studies. *Neuroreport*, **9**, R37-47.

あとがき

　本の執筆について，私の周囲には，原稿を書くのが早く，締切りもきちんと守る人もいれば，原稿書きが遅く，締切りに間に合わせるのに四苦八苦する人もいます。中には編集者の度重なる催促にも動ぜず，締切りがとうに過ぎ，出版にはこの日がぎりぎり，というときになってようやく執筆を開始して，そのぎりぎりの日さえ延ばしてしまうような豪傑も私の周囲には見られます。

　自分で言うのも気が引けますが，私は締切りを守ることを原則としており，実際比較的よく守ります（現在1つだけ引き伸ばしているものがあり，関係者にこの文は読んでほしくないのですが）。しかし，本書については原則を守ることができませんでした。

　本書の依頼を受けたのは8年ほど前のことです。締切りを守ることを原則としている自分としては，編集者の清水さんから執筆の催促を受けるたびに罪の意識を感じていました。自分の原則に反してこのように遅れてしまったのにはそれなりに理由があります。この8年間に，まさに「思考と脳」に関する研究に大きな変化があったのです。

　本書で紹介した「非侵襲的脳機能測定法」の進歩で，「思考」研究にこの方法が広く適用されるようになり，この8年間にそれこそ毎月のように，いくつもの「思考の脳メカニズム」に関係した非侵襲的研究の成果が研究雑誌に発表されてきました。「思考と脳」に関する本である以上，こうした成果を取り入れずに語ることはできません。かといって日々新しい知見が加わるという状況で，こうした成果の，しかも「できる限り最新のもの」を入れた本にしたいと思うと，いつまでたっても執筆が出来ないという状況にあったわけです。

　それでも一応，昨年（2004年）の夏頃に「書ける段階に来た」と判断して執筆を始めました。非侵襲的脳機能測定法を用いた研究の数からすれば，現在も依然増加しています。しかしこの方法を用いた研究でさしあたり得ら

れるものは昨年あたりにおおよそは出揃った，と感じたのです。これは「思考」に関するものに留まらず，ほとんどの対象に関してそう思われます。非侵襲的方法を用いている研究者との会話の中でも，健常成人を対象とした研究として，思いつくようなものの多くはすでになされてしまい，新しいテーマで研究を行うことは容易ではない，という声をよく聞きます。もちろん，fMRIの精度が増し（臨床用として普及している1.5テスラのものに代わって，最近は3あるいは4.5テスラの装置がどんどん導入されています），被験者に関しても児童，老年者，精神障害者，脳損傷者，認知症患者など，幅が広がると同時に，磁気刺激や薬物の使用など，検査の幅も広がっており，この分野の研究はまだまだ発展しています。

しかし，非侵襲的脳機能測定法では，精神活動に伴う部位別脳活動の絶対量が得られるわけではなく，コントロール状態からの変化分がとらえられるに過ぎません。さらにこの測定法では，その「変化分」が「調べたい精神活動」を反映しているという「仮定」（それ自体は，証明不能）が成立して始めて結果が意味をもつ，などの問題があります。現在の形の非侵襲的脳機能測定法である限り，これ以上精度が増し，かつ厳密な実験をしても，これまでに得られたものに大きな変化はない段階に入ったと思われます。それがこの本を執筆する時期に来たと私が考えた理由です。もちろんこれは私の勝手な思い込みに過ぎず，10年後には，このようなあとがきを書いたことを恥じることになるかもしれません。

非侵襲的研究で得られた研究結果は，それなりにおもしろいものが数多くありますが，私自身はあくまで損傷研究や動物の破壊実験を補完するものと考えています。その意味で，非侵襲的脳機能測定法がこれだけ普及した現在でも，損傷研究の価値はまったく減じられることはないと思っております。

本書では思考の中枢である前頭連合野の働きに焦点をあてましたが，この脳部位は最近ますます注目されるようになっています。社会問題にもなるゲーム脳，ADHDや，性犯罪を繰返し行うような社会病質者，抑制が出来な

い子ども等々，いずれも何らかの形で前頭連合野の構造・機能異常が関係しています。決断できない人，モラトリアム人間，ニートなどにも前頭連合野の働きが関係していると思われます。こうした社会問題の解決のためにも，諸問題の背後にある前頭連合野の働き，障害のメカニズムを解明し，改善のための提言をしていくことがわれわれ研究者の責務でもあると考えています。こうした点についても，いずれ書物の形で社会に提言を行っていきたいと思っています。

渡邊　正孝

人名索引

▶ ア 行

アーンステン（Arnsten, A. F.） 90
アリストテレス（Aristotles） 35
ジェームズ・W（William James） 37
ウィンマー（Wimmer, H.） 138
ウェルニッケ（Wernicke, C.） 7
ヴォーゲルス（Vogels, R.） 103, 112
ウォルツ（Waltz, J. A.） 97
ウォレス（Wallis, J. D.） 105
ヴント（Wundt, W.） 35
モニス・E（Egas Moniz） 11, 12, 172
エバーツ（Evarts, E. V.） 44
エリオット（Elliott） 129, 131, 133
オーンシュタイン（Ornstein, R. E.） 146
小川誠二 55

▶ カ 行

カーネマン（Kahneman, D.） 42, 129
ガザニガ（Gazzaniga, M. S.） 150, 151
カハール（Cajar, R.） 12
川島隆太 51
ギード（Giedd, J. N.） 116
キュルペ（Külpe, O.） 36
クック（Cook, N. D.） 153
久保田競 7
クリストフ（Christoff, K.） 112
ケーラー（Köhler, W.） 39
ゴール（Goel, V.） 106, 108
ゴールドマン=ラキーチ（Goldman-Rakic, P.） 80, 87
ゴールマン（Goleman, D.） 144

▶ サ 行

ジェイコブセン（Jacobsen, C. F.） 11, 31
ジャスパー（Jasper, H.） 44
シリグ（Sirigu, A.） 94, 95
スタス（Stuss, D. T.） 142
スペリー（Sperry, R.） 2, 145, 150
スミス（Smith, E. E.）
86
ゼルツ（Selz, O.） 37

▶ タ 行

ダイアモンド（Diamond, A.） 118, 119, 120
田中冨久子 155
ダマジオ（Damasio, A. R.） 9, 131, 132
ダマジオ（Damasio, H.） 9
チュガニ（Chugani, H. T.） 116
津本忠治 115, 116, 121
デスポジト（D'Esposito, M.） 89
トイバー（Teuber, H-L.） 15
トゥベルスキー（Tversky, A.） 129
ドゥンカー（Duncker, K.） 38
キムラ・D（Kimura, D.） 155, 158

▶ ハ 行

バーカー（Barker, F. G.） 171
ハーロー（Harlow, J.） 4, 6, 7, 170
ハッテンロッカー（Huttenlocher, P. R.） 115
バッドレー（Baddeley, A.）

70
パブロフ（Pavlov, I.） 2
バロン＝コーエン（Baron-Cohen） 138
ピアジェ（Piaget, J.） 117
ゲージ・F（Feneas Gage） 2, 3, 4, 6, 7, 8, 9, 129, 170, 172
フリーマン（Freeman, W.） 12, 173
フリス（Frith, C. D.） 142, 143
フリス（Frith, U.） 142, 143
ブレーバー（Braver, T. S.） 111
プレマック（Premack, D.） 137, 139
ブローカ（Broca, P.）

7
ヘッブ（Hebb, D. O.） 24
ペトライデス（Petrides, M.） 83, 87
ペンフィールド（Penfield, W.） 22, 23, 59
ボーゲン（Bogen, J.） 147
ポチョン（Pochon, J. B.） 164
ホッブス（Hobbes, T.） 36
ホブソン（Hobson, J. A.） 161

▶マ 行
マクミラン（Macmillan, M.） 171
マゾイヤー（Mazoyer, B.） 175, 176

宮内 哲 51
メイヤー（Mayer, R. E.） 35

▶ラ 行
レイクル（Raichle, M. E.） 174
ロゴセシス（Logothetis, N. K.） 63
ロック（Locke, J.） 36

▶ワ 行
ワッツ（Watts, J. W.） 12

▶英 字
D. B.   3
EVR   3, 129
H. M.   3
J. W.   3

事項索引

▶ア 行

アイスピック法　12, 14, 173
アミタールテスト　148
誤った信念課題　138
アルツハイマー病　122

意思決定　99, 100, 102, 128
イメージ　36, 37, 168

ウィスコンシン・カード分類課題　76, 109
ウィスコンシン・カード分類テスト（ＷＣＳＴ）　73
ウェイソンの選択課題　135
右脳　145-154
ヴュルツブルグ学派　36
運動前野　19, 84, 86, 108

エピソードバッファー　70, 72
エラー　50, 95
演繹推論　97
演繹的推論　42

男の脳　155, 156, 158
音韻ループ　70
女の脳　155, 156, 158

▶カ 行

外側部　19, 21, 22
概念　40, 41, 103
海馬　2, 18, 123, 163
拡散的思考　24
核磁気共鳴　53
覚醒状態　19
賢いハンス　38
下膨隆部　33, 79-81
刈り込み　116, 117
眼窩部　19, 21, 22, 178
眼窩野　19

記憶の組織化　25
帰納推論　97
機能的MRI　55
機能的核磁気共鳴画像（fMRI）　52
帰納的推論　42
機能分化　33, 79, 83
ギャンブルゲーム　133
近赤外光　58
近赤外光血流計測（NIRS）　58

空間解像度　52
空間的ワーキングメモリー　83, 87, 88
空間的ワーキングメモリー課題　88, 90
空間分解能　61, 62

形式的操作期　118
ゲシュタルト心理学　37, 38, 41
ケナードの原理　120
幻覚剤　162, 163

行為の内的組織化　95
交感神経系活動　176
後交連　64
高次精神活動　9, 16
高次脳機能　174
向精神薬　14
行動主義心理学　37
行動的意味　47, 48, 100
行動の抑制　29
後頭葉　17
合理的推論　108
後連合野　18, 83, 95, 99, 100
黒質　19
心の理論　41, 137-143
誤信念課題　139
骨相学　171
コノルスキー課題　25

▶サ 行

再生的思考　38
左脳　145, 146, 148-153
左右脳　147-150, 153
サル下側頭連合野　83
サル前頭連合野　33, 79, 83, 121
サル頭頂連合野　83
酸素化ヘモグロビン　55-58

ジェームズ・ランゲ説　136
視覚前野　18, 84, 110, 112
時間分解能　61, 62
視空間メモ　70
刺激の意味　45, 47
次元外移行課題　29
次元内移行課題　29
自己順序づけ課題　26, 73, 76, 85
視床下部　18
事象関連電位　61, 62
事象関連法　62, 89
視床　18
自閉症　138-140, 142
社会的適切性課題　140
集中思考　24
主溝部　79-81
出典健忘　25
条件性遅延弁別学習　46
条件性弁別学習　27, 28, 34
上側頭溝　142, 143
情動・動機づけ　131, 164, 165
情動知能　143
情動的推論　108
新近性テスト　25
神経伝達物質　90, 123, 124
侵襲性　61

推理　37
推論　106-109, 112
推論の障害　97
ストループ課題　29

生産的思考　38
セロトニン　90
前交連　64, 157
前操作期　117
前頭顆粒皮質　15, 17
前頭眼窩野　34, 112, 121, 130, 140, 142, 175
前頭極　86, 112, 113, 126, 128
前頭葉　17
前頭葉機能の謎　15, 16
前頭葉ロボトミー手術　24
前頭連合野　2, 3, 7-9, 11, 12, 15-19, 21, 22, 25, 27, 29-31, 33, 34, 44-46, 50, 73, 76-78, 80, 82-93, 95, 96, 99, 102, 104-112, 114-126, 128, 142, 143, 161-165, 168, 171, 172, 174, 175, 177-179
前頭連合野損傷　16, 22, 72
前頭連合野損傷患者　23-29, 34, 73, 94, 97
前頭連合野ニューロン　45, 46, 49, 50, 77-79, 83, 100, 102, 104, 105, 165
前頭連合野背外側部　86, 108, 109, 115, 121, 122
前頭連合野腹内側部　130, 131, 132, 134, 136, 144
創造性　167-169, 177
創造的能力　25
遡及的記憶　79

側頭極　142, 143
側頭葉　17, 23
側頭葉内側部　2
側頭連合野　18, 97, 99, 103, 112, 168
側頭連合野下部　84
ソマティック・マーカー　131, 132, 133
ソマティック・マーカー仮説　131
ソマティック反応　131, 134

▶タ　行
帯状回　18, 84
帯状皮質　112, 163, 174-177
大脳基底核　19, 111
大脳辺縁系　21, 161
脱酸素化ヘモグロビン　55, 58
タライラッハの脳図譜　64
単一ニューロン活動　44
短期記憶　70
淡蒼球　19
段取りを取る　22
遅延交替反応　31, 34, 45, 78, 92
遅延対比課題　25
遅延反応　31, 34, 45, 72, 78, 79, 121
遅延反応課題　79, 80, 84, 165
遅延非見本合わせ課題　76, 84

202 事項索引

遅延見本合わせ課題　76, 79, 84
知能指数（IQ）　24, 144, 169
中央実行系　70, 83
中脳網様体　18
超電導量子干渉素子　56
チンパンジーの知恵実験　39
沈黙野　15, 44

定位反応　24
てんかん　23, 147

動機づけ　19, 165
道具使用　39, 41
統合失調症　12, 163
洞察　38, 39, 40, 41
頭頂葉　17
頭頂連合野　18, 80, 83, 84, 86, 105, 107, 108, 110-112, 117, 161, 163, 177
頭部磁気刺激（TMS）　59, 60
ドーパミン　90-93, 119, 120, 123, 124
ドーパミン作動薬　91

▶ナ　行
内側部　21, 22, 142
2段階説　87
認知情報　21
認知心理学　41

脳磁波（MEG）　56
脳梁　3, 147, 153, 157, 159
脳梁膨大　157, 175, 177
ノルエピネフリン　90, 93

▶ハ　行
パーキンソン病　90, 122
背外側部　79, 82, 84-89, 105, 109, 110, 111, 128, 165
背内側核　18
ハイブリッドfMRI法　111
8方向迷路　76
半球優位性　30, 31
犯罪者の脳　178
判断　102
範疇化　103, 104, 112
反応基準の切り替え　29, 110, 111
反応抑制　49

被殻　19
尾状核　18
非侵襲的研究　67, 86, 89, 106, 109, 125, 143, 163
非侵襲的研究法　67, 174
非侵襲的脳機能測定法　51, 62-65, 106, 111, 142, 161
非侵襲的方法　116, 149, 150
ヒューリスティック　42, 129

フェニールケトン尿症　120

腹外側部　33, 79, 80, 82, 84, 87-89, 109-111
物体ワーキングメモリー　88
プラニング　106
プラニングの障害　94
ブランチング課題　113
ブローカ野　24
ブロードマンの領野　65, 84, 85, 106
プログラミング　26, 29
プログラム　27
ブロック法　62
分離脳　145, 150, 151, 152, 154

辺縁系　18, 130, 163
扁桃核　18, 130, 132, 140, 142-144, 161, 163

報酬　31, 32, 50, 84, 165-167
ポジトロン　51
ポジトロン・エミッション・トモグラフィ　51
ポジトロン核種　51
補足運動野　19, 84, 86, 108

▶マ　行
瞑想　162, 163

モルガンの公準　38

▶ヤ　行
ヤーキス・ドッドソンの法則　91, 93

夢　160，163

陽電子　51
陽電子断層装置（PET）　51
予期的記憶　79

▶ラ　行

離断脳　147
離断脳研究　2
領域特異性　86-88

ルール　27，105，106，112，135

レーヴン漸進マトリックス検査　97，107
連合　35，36
連合的意味　49

老化　122，125，126
ロボトミー患者　3，11，22
ロボトミー手術　11，12，13，172，173，178
ロンドン塔課題　26，90，112

▶ワ　行

ワーキングメモリー　70-73，76-80，82-92，107，110，112，120，164，165，167，175
ワーキングメモリー課題　71，73，75，76，79，80，84，86，88-91，93，113，117，118，164
和田法　148

▶英　字

A not B課題　118，119，122
ADHD　92，177
BOLD　55
EQ（情動知能）　143，144
faux pas（軽率）課題　140，142
fMRI　51-53，55，58，61-64，66，67，108，110-113，126，158，163，164，174
GABA（ガンマアミノ酪酸）　90
Go/No-go　46
Go/No-go課題　29，49，50，110，118

Go反応　29，46，47
IQ　24，144，157，169
LSD　162
L—ドーパ　90
MEG　51，56，57，58，61-63
MNI　64-66
MRI　53，54，55，116，121，157
MST　100，102
MT　100，102
NIRS　51，58，62
No-go反応　29，46，47，49，110，125
n—バック課題　73，86
PET　51，52，58，62-64，66，84，85，106，107，109，125，142，143，161，163
REM　160
REM睡眠期　160，161
SPM2　64
SPM99　64
SQUID　56
TMS　51，59，88
WCST　60，73，90，124，125

執筆者紹介

渡邊　正孝（わたなべ　まさたか）

1947年	愛知県に生まれる
1971年	東京大学文学部心理学科卒業
1978年	東京大学大学院人文科学研究科単位取得修了
	東京大学文学部心理学研究室助手
	東京工科大学工学部助教授を経て
現　在	（財）東京都医学研究機構・東京都神経科学総合研究所　参事研究員（高次脳機能研究分野・分野長，心理学研究部門・部門長）
	文学博士
	首都大学東京大学院・客員教授（脳科学），日本女子大学大学院・講師（心理学）

主要著書

「記憶，学習行動と脳」（『岩波講座　認知科学5　記憶と学習』伊藤正男他編，1994年　岩波書店）

「思考のシステム」（『岩波講座　現代医学の基礎7　脳・神経の科学II　脳の高次機能』酒田英夫・外山敬介編，1999年　岩波書店）

「創造性は学べるか」（『育つ・学ぶ・癒す脳図鑑21』小泉英明編，2001年　工作舎）

「意欲と学習・記憶」（『情と意の脳科学——人とは何か』松本　元・小野武年編，2002年　培風館）

ライブラリ 脳の世紀：心のメカニズムを探る　9
思考と脳
―― 考える脳のしくみ ――

2005年10月25日©	初 版 発 行
2007年 1月25日	初版第2刷発行

著　者　渡邊正孝　　　　発行者　森平勇三
　　　　　　　　　　　　印刷者　山岡景仁
　　　　　　　　　　　　製本者　関川安博

発行所　株式会社　サイエンス社
〒151-0051　東京都渋谷区千駄ヶ谷1丁目3番25号
営業　☎(03) 5474-8500　（代）　振替 00170-7-2387
編集　☎(03) 5474-8700　（代）
FAX　☎(03) 5474-8900

印刷　三美印刷　　製本　関川製本所
《検印省略》

本書の内容を無断で複写複製することは，著作者および
出版者の権利を侵害することがありますので，その場合
にはあらかじめ小社あて許諾をお求め下さい．

サイエンス社のホームページのご案内
http://www.saiensu.co.jp
ご意見・ご要望は
jinbun@saiensu.co.jp　まで

ISBN4-7819-1107-2

PRINTED IN JAPAN

━━ ライブラリ脳の世紀：心のメカニズムを探る 既刊より ━━

1. **脳科学への招待**－－神経回路網の仕組みを解き明かす
   松村道一著　Ａ５判／232頁　1900円

5. **最新 運動と脳**－－体を動かす脳のメカニズム
   松波謙一・内藤栄一共著　Ａ５判／264頁　2400円

7. **記憶と脳**－－過去・現在・未来をつなぐ脳のメカニズム
   久保田 競編／松波謙一・船橋新太郎・櫻井芳雄共著
   Ａ５判／216頁　2200円

8. **意識と脳**－－心の電源としての意識
   山本健一著　　　　　　　Ａ５判／240頁　2200円

9. **思考と脳**－－考える脳のしくみ
   渡邊正孝著　　　　　　　Ａ５判／216頁　1900円

＊表示価格はすべて税抜きです。

━━━━━ サイエンス社 ━━━━━